AF402020

OMNIBUS

DE

MÉDECINE.

T

Rochefort , Imprimerie de FAYE FILS.

OMNIBUS

DE

MÉDECINE,

OU

L'ART DE GUÉRIR,

mis à la portée de tout le monde ;

CONTENANT, PAR ORDRE ALPHABÉTIQUE, LE NOM, LA DESCRIPTION ET LE TRAITEMENT DE LA PLUPART DES MALADIES, LES SECOURS A DONNER DANS LES CAS D'EMPOISONNEMENT, D'ASPHYXIE, ETC.

Par une Société de Médecins.

Sana te ipsum.
Guéris-toi toi-même.

PARIS,

GARNIER, LIBRAIRE, PALAIS ROYAL,

RUE DE VALOIS, N.° 1.

—

1830

PRÉFACE.

Le petit ouvrage que nous livrons au public a été spécialement composé pour ceux de nos concitoyens à qui le peu de fortune et l'éloignement des villes, ne permettent pas d'avoir recours à un médecin, dans la plûpart des maladies qui viennent attaquer leur existence. Conçu dans ce dessein, ce livre a dû être peu volumineux et d'un prix auquel tout le monde pût atteindre ; mais pour parvenir à ce but, les auteurs ont dû faire un entier sacrifice de leur amour-propre, et se résigner au rôle peu brillant qu'il fallait nécessairement prendre.

(ij)

En effet, le grand nombre de maladies que nous avions à cœur de traiter dans un si court espace, nous a forcés de nous borner à un style simple et sans aucun ornement, où le mot propre était celui que nous voulions seul exprimer, sans faire attention aux nombreuses répétitions qui en résulteraient; mais nous nous plaisons à le répéter, cette défectuosité ne blessant que notre amour-propre et ne nuisant en rien à l'utilité de notre livre, nous avons persisté dans notre entreprise.

Le seul mérite que nous ambitionnions, c'est d'avoir fait des descriptions assez exactes pour que les maladies soient facilement reconnues par toutes les personnes qui voudront nous lire avec attention. La plûpart des traitemens sont, en général, simples, faciles à administrer et peu coûteux. Cette partie qui est la pl·s importante, a nécessité un grand nombre de recherches dans les meilleurs auteurs. Si nous n'avons pas cité une foule d'agens pharmaceutiques vantés, nous en avons toujours été détournés ou par l'élévation de leur prix, ou par le danger qu'il y aurait à les voir administrer par des mains inexpérimentées.

En commençant ce petit ouvrage, nous avions l'intention de parler aussi des maladies vénériennes et de leur traitement; mais des considérations morales nous les ont fait retirer d'un livre que la modicité de son prix peut mettre entre les mains de tout le monde.

Tel qu'il est, enfin, cet opuscule a été conçu dans l'idée de faire du bien, puisse ce but lui mériter l'indulgence pour les défauts qu'il peut contenir.

OMNIBUS

DE

MÉDECINE.

ADYNAMIQUE. (voyez FIÈVRES.)

AIGREURS. Rapports acides, qui sont le plus souvent le résultat d'une mauvaise digestion. Cette indisposition atteint plus particulièrement les personnes qui, habituées à faire usage d'alimens irritans et de liqueurs fortes, ont l'estomac dans un état permanent d'irritation.

Traitement. Un régime modéré, des alimens sains et légers, du pain bien fermenté, l'abstinence du vin pur et en général de toutes les liqueurs susceptibles de produire des vents dans l'estomac, comme la bière et le cidre,

A

suffisent souvent pour faire cesser cette indisposition. Si elle résistait à ces premiers moyens, les boissons adoucissantes, comme l'eau gommée, l'eau d'orge, l'infusion de guimauve, et quelques dôses de magnésie, prises de la manière suivante, la combattront avec avantage.

Magnésie. . . . . 24 grains.
Eau sucrée. . . . . 2 onces.

Ce mélange sera pris dans le moment de la digestion, alors que les gaz (vents) se forment avec le plus de rapidité. On pourra, chaque jour, augmenter la dôse et la porter ainsi jusqu'à un demi-gros.

AMAIGRISSEMENT. (voyez maigreur.)

AMPOULES, cloches, phlyctènes. Petites vésicules remplies d'une eau limpide accumulée sous la peau. Elles peuvent se manifester dans toutes les parties du corps, mais ici nous entendons particulièrement celles qui viennent

aux pieds et aux mains, après une marche forcée ou des travaux très-rudes.

Traitement. Il est très-simple ; il consiste à
traverser l'ampoule avec une aiguille armée
d'un fil dont on noue les deux extrémités en-
semble ; par ce moyen, on évite d'enlever une
portion de la peau, opération tout-à-fait inutile
et souvent suivie de douleurs très-vives ; on entoure ensuite la partie malade avec un linge enduit d'un corps gras.

ANÉVRISMES. On appelle proprement
anévrisme une tumeur produite, sur le trajet
d'une artère, par la dilatation des membranes
qui la composent. On a étendu ce nom aux dilatations du cœur. Les anévrismes des artères
exigeant des opérations et un traitement chirur-
gical, nous ne parlerons ici que de l'anévrisme
du cœur et des vaisseaux qui en partent immédiatement ; et même encore les signes qui peuvent faire reconnaître ces derniers, étant fort
obscurs et demandant un coup-d'œil exercé,

cet article devra nécessairement laisser quelque chose à désirer. Cependant nous allons entreprendre d'en donner la description et d'en indiquer le traitement.

ANÉVRISME DE L'AORTE. L'aorte est une grosse artère qui part du cœur, et qui traverse la poitrine et le ventre en s'appuyant sur la colonne vertébrale (épine du dos). Cette artère est susceptible d'offrir, dans différens points de son étendue, des dilatations plus ou moins considérables qu'on appelle anévrismes. Les signes auxquels on les reconnaît, sont, comme nous l'avons déjà dit, fort obscurs, surtout quand la tumeur n'est pas sensible à l'extérieur ; cependant on peut présumer qu'il existe une affection de ce genre, lorsque sur le trajet de l'artère, on sent des battemens très-forts, très-éclatans, semblables à ceux du pouls, se faisant par expansion, et quelquefois accompagnés d'un bruit semblable à celui d'un soufflet. Ce qui fait le principal danger de cette maladie, c'est la rupture de la tumeur, qui déterminerait une hémorrhagie (écoulement de sang) mortelle.

Traitement. Le repos le plus absolu, la tranquillité de l'esprit, une diète sévère, des saignées abondantes et souvent répétées, sont les moyens les plus efficaces et les plus généralement employés ; mais on conçoit que ce traitement est susceptible d'une foule de nuances qui ne peuvent être saisies que par un médecin auquel, dans ce cas, on doit avoir recours.

ANÉVRISME DU CŒUR. C'est une dilatation d'une ou de plusieurs des cavités qui composent le cœur ; on remarque alors à la poitrine des battemens qui produisent un son clair et bruyant dans la région du cœur, et qui sont plus marqués du côté où existe la maladie. L'étendue du son donne la mesure de l'étendue de la dilatation. Il existe souvent des palpitations, des défaillances, quelquefois un sentiment de suffocation ; les veines du cou sont gonflées, la face est ordinairement livide, et les lèvres bleues.

Traitement. Mêmes conseils que pour l'anévrisme de l'aorte.

ANGINE. (VOYEZ MAL DE GORGE.)

ANGIOTÉNIQUE. (voyez FIÈVRES.)

ANKYLOSE. [1] Diminution ou impossibilité des mouvemens d'une articulation (jointure.) Elle peut être complète et alors incurable. Quand elle est incomplète et récente, on peut espérer de la guérir.

Traitement. Il consiste à plonger la partie dans des bains émolliens, à l'entourer de cata-plasmes faits avec de la farine de graine de lin, à la frotter avec des corps huileux, et sur-tout à faire exercer quelques mouvemens gra-duellement plus étendus à l'articulation malade. Si ces essais déterminaient de la rougeur et de la douleur, il faudrait les suspendre jusqu'à ee que les accidens soient calmés.

ANOREXIE. (voyez PERTE D'APPÉTIT.)

[1] Ces affections se développent presque tou-jours à la suite d'autres maladies, telles que fractures, luxations qui exigent le repos absolu du membre.

ANTHRAX. (VOYEZ CHARBON.)

APHTHES. (VOYEZ CHANCRES.)

APOPLEXIE. Maladie caractérisée par la diminution ou la perte de la sensibilité, par la cessation plus ou moins complète du mouvement et par un état de sommeil difficile à surmonter. Elle arrive ordinairement chez les personnes de plus de cinquante ans, d'une constitution robuste, qui ont le cou court, la face ordinairement très-rouge et qui sont sujettes à des tournemens de tête. Elle se reconnaît à la paralysie d'un ou de plusieurs membres; l'intelligence se conserve, à moins qu'un sommeil profond ne se manifeste en même temps. La respiration est ronflante, le pouls lent, la langue est plus ou moins paralysée, et la bouche tordue du côté sain.

Traitement. Cet état exige de prompts secours. Le malade doit être porté de suite dans un lit, où on le couchera la tête haute, pour empêcher

le sang de se porter aussi facilement vers cett
partie. Un forte saignée sera pratiquée au pied
ou au bras; des sangsues pourront ensuite être
posées au cou; si les symptômes persistent, on
donnera des bains de pied avec de la moutarde
pulvérisée; et comme le malade est ordinairement constipé, des lavemens d'eau vinaigrée
ou salée, administrés presque froids, seront
prescrits avec succès. Si le malade ne se ranime
pas, des vésicatoires seront mis aux cuisses
ou aux jambes. Pendant ce temps, diète sévère,
abstinence du vin et des remèdes irritans.
Comme cette maladie marche très-vîte, tous
ces moyens doivent se suivre rapidement, jusqu'à ce qu'on ait obtenu du soulagement.

ARDENTE. (voyez FIÈVRES.)

ASCITE. (voyez HYDROPISIE.)

ASPHYXIE. (voyez NOYÉS, PENDUS, SUFFOCA-
TION PAR LE CHARBON, SUFFOCATION DES VIDAN-
GEURS, SUSPENSION DE LA RESPIRATION DES NOU-
VEAUX NÉS.

ASTHME , OPPRESSION. Maladie nerveuse périodique[1], qui consiste dans une gêne habituelle de la respiration avec des accès dans lesquels la suffocation devient imminente.

Le plus souvent les accès ont lieu aux approches de la nuit; leur invasion est subite et marquée par un resserrement spasmodique de la poitrine; le malade est forcé de se tenir debout et de respirer un air froid; inspiration courte, expiration longue et difficile et accompagnée de sifflement; voix sifflante, traits du visage altérés; la face quelquefois pâle, d'autrefois rouge et gonflée. Ces symptômes durent toute la nuit et une partie de la matinée; alors les crachats sortent facilement, la respiration devient plus aisée, et reste ainsi jusqu'au soir suivant; la maladie suit la même marche, pendant plusieurs nuits.

Traitement. Le régime doit être léger et rafraîchissant, surtout si la maladie attaque des

Périodique : qui revient à des époques fixes.

jeunes-gens ; il sera plus nourissant si l'asthme existe depuis long-temps. Les liqueurs fortes sont en général nuisibles ; les boissons les plus convenables sont l'eau pure, les tisanes rafraîchissantes, comme les tisanes d'orge ou de racines de chiendent, les infusions de violette, de fleurs pectorales. L'application de vésicatoires ou de cataplasmes de moutarde, aux bras, est souvent utile, ainsi que la potion suivante, prise par cuillerées, pendant l'accès.

Laudanum. . . . . 15 gouttes.
Eau de fleur d'oranger. . . 1 gros.
Sirop de capillaire ou sucre. 1 once.
Infusion de tilleul. . . . . . . 4 onces.

ATAXIQUE. (voyez FIÈVRES.)

AVORTEMENT. (voyez FAUSSES-COUCHES.)

BILIEUSE. (voyez FIÈVRES.)

BLENNORRHAGIE. (voyez CHAUDEPISSE.)

BOUTONS AU VISAGE. Cette légère incommodité nuit à la fraîcheur du teint. Elle est souvent produite par des habitudes vicieuses auxquelles il faut renoncer si l'on veut la voir disparaître. D'autres fois, et c'est le plus souvent, l'apparition de ces boutons tient au mauvais état de l'estomac.

Traitement. Le meilleur remède à conseiller, contre cette incommodité, est un régime sain, peu échauffant, et composé presqu'entièrement de végétaux; ainsi on devra repousser les alimens fortement épicés et l'usage du vin pur; à plus forte raison les liqueurs fortes et le café sont nuisibles. Hors des repas on fera usage de tisane d'orge, ou de limonade de citrons, dans laquelle on ajoutera une demi-once de crème de tartre soluble, par pinte. Quelques personnes sont dans l'usage de se laver le visage avec des eaux dans lesquelles il entre des préparations de plomb, comme l'extrait de Saturne ; ce moyen est dangereux, il fait disparaître les boutons, mais il peut déterminer quelque maladie grave. De l'eau dans laquelle on aura versé quelques gouttes d'eau de Cologne est ce qui convient le mieux pour se laver.

BRULURE. Lésion produite sur une partie vivante, par l'action du feu ou d'un corps fortement échauffé. La brûlure peut présenter trois différens degrés d'intensité. Dans le premier, la peau est seulement rouge et gonflée, avec un vif sentiment de cuisson. Dans le second, des ampoules ont été produites ou même la peau [1] a été enlevée dans une étendue plus ou moins considérable. Enfin dans le troisième, la maladie s'étend plus profondément et quelques parties de la peau peuvent être calcinées et réduites en charbon.

Traitement. Dans une brûlure du premier degré, si l'on peut y porter du secours de suite,

---

[1] Ici, quand nous employons le mot peau, nous n'entendons parler que de l'épiderme, mais cette dernière expression pourrait ne pas être comprise par quelques uns de nos lecteurs.

il faut faire plonger la partie brûlée dans de l'eau très-froide et même à la glace, s'il est possible. Ce moyen, continué pendant plusieurs heures, fait disparaître la maladie en fort peu de temps. Mais souvent la partie malade ne peut être plongée dans un liquide, comme par exemple la figure et le tronc : on doit alors se borner à couvrir la brûlure et les environs, de glace pilée, contenue dans une vessie, ou bien encore à verser peu-à-peu de l'éther sur la partie, et à en favoriser l'évaporation en soufflant légèrement dessus ; par ce moyen, on produit un froid considérable qui diminue la douleur et qui s'oppose à l'inflammation qui tend à s'établir ; enfin quand ces moyens ne sont pas sous la main, on est réduit à recouvrir la partie avec des linges trempés dans de l'eau très-froide à laquelle on ajoutera quelques gouttes d'extrait de Saturne.

Dans la brûlure du second degré, c'est-à-dire avec ampoules ou enlèvement de la peau, le traitement varie un peu ; s'il existe des ampoules seulement, on les percera par une petite ouverture pour faire sortir l'eau qu'elles contiennent, et on aura bien soin de ne pas enlever la peau, parce que le contact de l'air sur la brûlure serait alors très-douloureux. On recouvre la partie d'un linge couvert de cérat frais, et on l'entoure de compresses trempées dans la même eau que pour le traitement du premier degré.

Si la peau a été enlevée, la douleur est excessive, alors on panse, pour la calmer, avec du cérat safrané [1] étendu sur un linge, et comme l'inflammation doit nécessairement se développer, on recouvrira toute la partie avec des linges trempés dans de la décoction de graine de lin, de mauves ou de racine de guimauve. Quand la douleur est telle que le malade ne peut goûter de repos, on pourra lui faire prendre, par cuillerée, la potion suivante:

---

[1] Le cérat safrané se fait en ajoutant un demi-gros de safran en poudre à une once de cérat ordinaire.

Laudanum. . . . . 18 gouttes.
Infusion de guimauve. . . . . 4 onces.
Sirop ou sucre. . . . . 1 once.

Dans le troisième degré de la brûlure, la peau est plus profondément altérée et souvent réduite en charbon. Le traitement doit avoir pour but de procurer, d'abord, la chûte de la portion réduite en charbon, puis la cicatrisation de la plaie qui en résulte; des cataplasmes de farine de graine de lin rempliront le premier objet; plus tard, quand l'eschare (partie charbonneuse) sera tombée, on pansera la plaie avec de la charpie couverte d'une couche épaisse de cérat. En général ces moyens suffisent pour amener ces plaies jusqu'à parfaite guérison ; seulement vers la fin, les chairs ayant une tendance à s'élever au-delà du niveau de la peau, on les réprimera en les saupoudrant de quelques pincées d'alun calciné. Ces plaies sont sujettes à produire des brides qui plus tard gêneraient les mouvemens des parties ; il faut voir le soin, lorsque la brûlure a eu lieu à un membre, aux mains ou aux pieds par exemple, d'appliquer, dans le sens opposé à la brûlure, une palette qui empêche la partie d'être entraînée du côté de la plaie ; par ce moyen la guérison se fera un peu plus attendre, mais elle se fera sans difformités.

BUBONS. (voyez POULAINS.)

CALCULS VÉSICAUX. (voyez PIERRE.)

CANCER. Ce nom a été d'abord donné à un ulcère de la mamelle qui, par l'augmentation de volume des vaisseaux qui l'avoisinent, présente quelque ressemblance avec un cancre ou crâbe, dont les pattes sont étendues. C'est cette ressemblance qui a donné lieu à l'absurde croyance où sont encore plusieurs personnes, que cette maladie était dûe à la présence, dans l'ulcère, d'un animal se nourrissant de la chair du malade. On a ensuite étendu le nom de cancer aux tumeurs qui précèdent l'apparition de d'ulcère : dans cet état on le nomme cancer occulte, tandisque le premier reçoit le nom de cancer ulcéré. Le cancer peut se manifester dans toutes les parties du corps et dans tous les tissus qui le composent; mais nous parlerons seulement, dans cet article, de celui des mamelles et de celui du visage, connu sous le nom de bouton malin de la face ou de *noli me tangere*.

CANCER DES MAMELLES. Il survient presque toujours chez les personnes du sexe féminin qui ont passé l'âge de la puberté. On a prétendu que les femmes qui avaient eu plusieurs enfans y étaient plus exposées, mais l'expérience a prouvé que les femmes et les filles y étaient également sujettes. C'est ordinairement vers l'âge de retour que cette maladie se déclare, ou du moins c'est à cette époque que des tumeurs, existant depuis plusieurs années, sans incommoder les malades, ont commencé à prendre un caractère fâcheux. Les commencemens de cette maladie sont très-obscurs, souvent il est impossib d'en reconnaître la cause ; quand on le peut, c'est presque toujours un coup, une chûte, une compression, enfin une cause irritante à laquelle on doit l'attribuer. Une petite tumeur, de la grosseur d'une noisette, que la malade appelle une glande, se fait sentir sous la peau ; elle est roulante, peu ou point douloureuse ; quelquefois elle reste en cet état pendant plusieurs années, n'augmentant presque pas de volume ; d'autrefois elle grossit peu-à-peu sans causer de douleurs et n'incommodant que par son poids et sa grosseur. Dans quelques cas, malheureusement trop rares, la maladie resté à ce degré, et l'on a vu quelques personnes porter des tumeurs semblables pendant une vingtaine d'années, et mourir d'une maladie tout-à-fait étrangère à cette affection.

Mais ordinairement au bout d'un temps qu'il est impossible de préciser, la tumeur devient douloureuse, les douleurs, que l'on y ressent, sont intermittentes, vives et comparées, par les malades, à la sensation que ferait éprouver

un couteau qui traverserait les chairs ; les fonctions languissent, les malades maigrissent, leur
coloration s'altère, une couleur jaune-paille
couvre toute leur peau et annonce que la maladie infecte toute l'économie. La fièvre de consomption se déclare : pendant ce temps, la tumeur augmente de volume, devient bosselée,
très-pesante ; des varices se développent sur
tout le sein et lui donnent cet aspect particulier
qui caractérise la maladie. Si la nature ou le
traitement ne viennent arrêter les progrès du
mal, la peau s'enflamme, s'entame, et alors
commence la dernière période à laquelle on a
donné le nom de cancer ulcéré. Les bords de
l'ulcère sont durs, ridés, gonflés, inégaux, ren-
versés en dehors ou tournés en dedans, le fond
inégal, de couleur cendrée, livide, noire ; il s'en
écoule un sang fétide ou un pus noir, fétide, âcre
qui attaque et même détruit les parties voisines.

Traitement. Le danger qui accompagne cette
maladie est tellement connu de tout le monde,
que nous nous flattons que nous serons favora-

blement écoutés, en disant que c'est dans le
commencement de la maladie, qu'il faut l'attaquer par tous les moyens que l'art a en sa
possession. Ainsi, dès qu'une tumeur analogue
à celles que nous avons décrites, se montrera
il faudra la couvrir de cataplasmes émolliens,,
qui seuls quelquefois suffisent pour la faire disparaître ; le plus souvent cependant ils sont in-
suffisans quand on les emploie seuls ; il faut
alors appliquer quelques sangsues autour de
la tumeur, renouveler le même moyen deux
ou trois fois la semaine ; pendant ce temps la
malade sera mise à un régime assez sévère, re-
lativement à la qualité des alimens ; ainsi on
évitera l'usage des alimens échauffans et épicés ;
le vin et le café surtout seront proscrits ; la
malade sera mise à l'usage habituel d'une tisane
d'orge ou de chiendent, ou mieux encore du
petit lait légèrement sucré et dans lequel on
mettra dix grains de sel de nitre par verre ;
si la saison le permet, on y joindra l'usage de
deux ou trois verres de sucs d'herbes, chaque

soir ; quelques légers purgatifs devront être également prescrits tous les trois ou quatre jours. Quand la tumeur sera ramollie, on pourra remplacer les cataplasmes par quelques emplâtres fondans, comme ceux de diachylum gommé, ou mieux encore de ciguë. On pourra faire alterner ces moyens les uns avec les autres, l'expérience ayant appris qu'on se trouvait mieux d'un peu de variété dans le traitement.

Quand la tumeur est plus avancée et que des douleurs lancinantes se font déjà sentir, on doit commencer par les moyens déjà indiqués ; mais s'ils échouent, et si les douleurs sont vives, on appliquera, sur la tumeur, des cataplasmes faits avec des feuilles de morelle ou de belladone ; de petites quantités d'opium, comme un demi-grain ou un grain, pourront être prises, chaque soir, pour pallier les douleurs.

Lorsque la maladie est plus avancée encore, et que les fonctions se détériorent, on est réduit à chercher à diminuer les douleurs, par les pré-

B

parations d'opium que les malades finissent par prendre à des doses énormes, sans éprouver toujours l'effet désiré.

Enfin quand le cancer est ulcéré, on doit y faire des pansemens fréquens avec des substances douces, comme de la charpie couverte de cérat, ou d'un onguent fait avec un jaune d'œuf battu avec une cuillerée d'huile d'olive, le tout recouvert d'un large cataplasme : la plus grande propreté est nécessaire pour empêcher les parties voisines de s'affecter. Quelques personnes ont l'habitude de couvrir l'ulcère d'une tranche de chair de veau, prétendant en nourrir l'animal qu'elles croient y être contenu, dans l'espoir qu'alors il ménagera les chairs des malades, et cette application a en effet quelquefois diminué l'intensité des douleurs; mais alors elle agissait comme toutes les substances émollientes qu'on aurait pu y appliquer.

CANCER DU VISAGE. Nous allons maintenant parler de l'ulcère cancéreux du visage. Cette maladie est une des plus fâcheuses qui puissent affliger l'espèce humaine, en ce que, lorsqu'elle est confirmée, elle exige, pour être guérie, des moyens douloureux, et même l'emploi de l'instrument tranchant qui encore ne réussissent pas constamment; et qu'abandonnée à elle-même, elle constitue un ulcère rongeant, s'étendant dans tous les sens, et susceptible de détruire la plus grande partie du visage.

Si nous faisons ce tableau, c'est pour engager nos lecteurs à ne jamais négliger le traitement de certains boutons durs, indolens, chroniques, qui surviennent autour des lèvres, et à certains endurcissemens des angles des lèvres, dont sont quelquefois atteints les fumeurs, et particulièrement ceux qui font usage de pipes à tuyaux très-courts, vulgairement appelés *brûle-gueule*. Il peut également s'en manifester dans d'autres parties du visage, ils reconnaissent alors presque toujours pour cause, certaines marques connues dans le monde sous le nom de signes ou envies qui ont été irrités ou par des attouchemens et

des frottemens répétés, ou par l'usage du ra-
soir. Ces affections, légères en apparence,
prennent quelquefois un caractère fâcheux si
on les néglige et surtout si on les attaque
par des moyens irritans. Des applications
émollientes, telles que des cataplasmes de
mauves, de farine de graine de lin, des bains
de vapeurs émollientes, quelques applications
de sangsues, aidés par un régime sévère
et par le même traitement intérieur que celui prescrit pour le cancer des mamelles,
suffisent quelquefois pour déterminer la formation d'une bonne cicatrice, si l'ulcère s'était
déjà formé, ou le dégorgement des parties,
s'il n'y avait encore que de la douleur avec
gonflement et rougeur. Quand ces moyens
échoueront, les malades feront bien de consul-
ter un homme de l'art qui jugera des modifications que doit éprouver le traitement, et
de l'opportunité d'une opération. [1] Ces réfle-

[1] Nous omettons ici, à dessein, de parler des
poudres caustiques qui ont été souvent em-

xions peuvent s'appliquer aux cancers des mamelles.

CARREAU, ATROPHIE MÉSENTÉRIQUE, SCRO-
FULES MÉSENTÉRIQUES. Engorgement et dégé-
nérescence tuberculeuse des ganglions mésentériques, (glandes qui entourent les intestins),
suivis d'amaigrissement et d'un trouble dans les
fonctions nutritives. Il se manifeste particulièrement chez les enfans disposés aux écrouelles
et nés de parens vénériens ; chez ceux qu'on a
sevrés trop tôt, et qu'on a nourris d'alimens
indigestes. Le dévoiement, l'amaigrissement, la
perte d'appetit ou quelquefois un appetit déré-
glé, la grosseur et la dureté du ventre, l'odeur
aigre de la transpiration, l'haleine forte, et
vers la fin, une fièvre lente [1] avec redoublement

ployées avec succès, appliquées, par couches,
sur la surface de l'ulcère, ces applications ne
pouvant, sans danger, être confiées au soin des
malades.

[1] Fièvre hectique.

le soir, sont les principaux symptômes de cette maladie, qui est en général très-grave.

Traitement. Lorsque la douleur du ventre est vive, que le dévoiement est considérable, et que les redoublemens de la fièvre sont bien marqués, le malade sera soumis à une diète sévère; il prendra, pour boisson, une tisane d'eau de riz sucrée ; quelques sangsues, dont le nombre variera suivant l'âge de l'enfant, depuis six jusqu'à vingt, seront appliquées soit à l'anus, soit sur les lieux les plus douloureux du bas ventre; des cataplasmes légers de graine de lin, ou mieux des flanelles trempées dans une forte décoction de la même substance, seront mises sur le ventre et entretenues chaudes; des demi-bains seront ensuite employés avec succès. Quelques lavemens, administrés en petite quantité à la fois, seront prescrits avec avantage; dès que la fièvre et le dévoiement auront cessé, on augmentera peu-à-peu la nourriture qui sera saine et légère, on pourra permettre un peu de vin avec de l'eau. Il sera bon de faire prendre au malade de l'exercice en plein air; l'habitation à la campagne devra être choisie de préférence, si la fortune des parens permet de faire un choix à cet égard. Pour entretenir la transpiration, et pour rendre moins sensibles les changemens de température, le malade fera usage de gilets de laine sur la peau, et de caleçons de futaine. L'usage de ces moyens simples, long-temps continués, sera plus avantageux que celui des prétendus fondans et des élixirs si vantés, que l'on avait autrefois coutume d'employer dans ces maladies.

CATARRHE. (voyez rhume.)

CAUCHEMAR. C'est le sentiment d'un poids incommode sur la région de l'estomac, pendant le sommeil, avec impossibilité de se mouvoir, de parler, de respirer, état qui est toujours lié à l'existence d'un rêve pénible, et qui finit par un réveil en sursaut. Le cauchemar est souvent l'effet d'une digestion diffielle, d'une position pénible du corps ; d'autres fois, il survient à la suite d'affections morales tristes, d'une grande contention d'esprit, de songes effrayans. On attribuait autrefois ce sentiment de suffocation à des *esprits* dont on était tourmenté.

Traitement. Ce que l'on connait sur les moyens de traiter le cauchemar se réduit à peu de chose, et généralement on le regarde comme incurable. Cependant on conçoit que lorsque cette maladie, plus incommode que dangereuse, est l'effet d'une mauvaise digestion, le meilleur moyen de la combattre est de faire son repas du soir, long-temps avant de se mettre au lit, et de le faire léger. Quand au contraire elle est due à une position incommode, il faut avoir soin d'éviter de prendre cette attitude dans son lit. Ainsi par exemple plusieurs personnes ne peuvent se coucher sur le dos, sans que le poids des couvertures sur la poitrine ne donne bientôt naissance à cet état fatigant ; le seul moyen qu'elles aient de s'en préserver est de se coucher sur un des côtés. Avec de l'attention, on parvient à régler ses mouvemens même pendant le sommeil. Les personnes d'un tempérament nerveux, et chez lesquelles le cauchemar a souvent lieu, pourront en empêcher l'accès, en prenant, avant leur coucher, la potion suisuivante :

> Infusion de feuilles d'oranger. . 6 onces.
> Liqueur d'Hoffmann . . . . 16 gouttes.
> Sucre. . . . . 1 once.

Elles feront aussi usage, comme tisane, d'une infusion de tilleul.

CÉPHALALGIE. (voyez MIGRAINE.)

CHANCRES, APHTHES. Ce sont de petites ulcérations blanchâtres qui se développent sur la langue, la surface interne des joues, le palais et même sur la surface des intestins. Lorsque quelques aphthes isolés surviennent chez un individu sain d'ailleurs, ils portent alors particulièrement le nom de chancres; le plus souvent ils guérissent seuls, mais quelquefois; ils montrent une résistance opiniâtre; alors le meilleur moyen de s'en débarrasser, est d'en toucher légèrement la surface avec un morceau de vitriol bleu; bientôt alors la petite ulcération prend un meilleur aspect et marche rapidement vers la cicatrisation.

Dans d'autres circonstances, un grand nombre de ces ulcérations se manifestent à la fois, elles constituent alors une maladie, légère à la vérité, et sont accompagnées de symptômes d'inflammation assez remarquables, comme la rougeur, la chaleur et le gonflement de la surface interne de la bouche.

Traitement. Si l'inflammation est considérable, il est bon de débuter par quelques sangsues appliquées autour des mâchoires, et d'entourer ensuite ces parties de cataplasmes de mauve ou de mie de pain et de lait. Le malade sera soumis à une diète composée de soupes et de bouillies et d'autres alimens analogues, parceque la mastication du pain est douloureuse et souvent même impossible. Le vin sera défendu dans les premiers temps de la maladie; les boissons seront composées de tisane d'orge ou de limonade de citrons ou de groseilles, suivant le goût du malade et la saison; des gargarismes faits avec la décoction d'orge fortement miellée compléteront le traitement. Vers la fin de la maladie, quand les signes d'inflammation seront dissipés, gargarismes de décoction de feuilles de ronces que l'on édulcore avec le sirop de mûres; ou quand ces moyens manquent, gargarismes de la même décoction, à laquelle on ajoutera du miel et quelques cuillerées de vinaigre.

Chez les enfans, les aphthes qu'on nomme alors *muguet* ont un caractère et des symptômes particuliers; ils attaquent un grand nombre d'enfans dans les premiers mois de leur existence ou à l'époque de leur sevrage.

Leurs causes les plus communes, sont la malpropreté, l'usage de mauvais alimens, et l'allaitement artificiel chez les nouveaux-nés. Cette maladie est caractérisée par de petits boutons blancs percés au centre, situés dans l'intérieur de la bouche et particulièrement sur le palais et les gencives, et accompagnés d'une soif vive et de dévoiement.

Quoique la maladie soit grave, le traitement est très-simple : il consiste à éloigner les causes qui l'ont produite; ainsi, propreté scrupuleuse, air pur et une bonne nourrice, suffiront pour rendre la santé aux petits malades. Les remèdes intérieurs qu'on jugerait convenables d'y ajouter, seront tous adoucissans, et se composeront surtout de tisanes et de lavemens donnés en petite quantité à la fois. Règle générale, dans toute maladie des enfans à la mamelle, il est de rigueur de leur refuser toute nourriture autre que le lait de leur nourrice.

CHANCRES VÉNÉRIENS, (voyez VÉROLE.)

CHARBON, ANTHRAX MALIN. C'est une tumeur dure et circonscrite, avec sentiment de tension et de chaleur brûlante et rougeur de la peau, au centre de laquelle s'élève une ou plusieurs ampoules qui se crèvent et se convertissent rapidement en une croûte noire, ce qui a fait donner à la maladie le nom de charbon; mais ce nom, dans le langage des médecins, n'est appliqué qu'au charbon qui se manifeste pendant le cours d'une maladie grave, dont alors il est un symptôme fâcheux; quand au contraire cette maladie se déclare brusquement chez un individu qui jouissait auparavant d'une bonne santé, on la nomme de préférence PUSTULE MALIGNE. (voyez ce mot.)

CHARBON, EMPOISONNEMENT PAR LES VAPEURS DU CHARBON. Le charbon, quand il brûle, certains lieux souterrains, les caves, les chais où existent des vases contenant du vin, du cidre ou de la bière en fermentation, sont susceptibles de fournir des vapeurs qui ont toutes le même caractère, et qui, dans certaines circonstances, peuvent agir d'une manière fâcheuse sur la santé et même sur la vie des personnes qui s'exposent à leur influence. Ainsi, qu'un individu soit renfermé dans un lieu bien clos où brûlera du charbon, où fermenteront des liqueurs contenant de l'eau-de-vie, les vapeurs qui s'en exhaleront produiront les effets suivans : d'abord, violent mal de tête et comme si le cerveau était fortement comprimé, tournemens de tête, difficultés de respirer, palpitations violentes du cœur, tremblement des membres, vue trouble, tintement d'oreilles, enfin défaillances et convulsions, apoplexie et, si la cause continue d'agir, mort.

Traitement. Il faut porter de suite le malade au grand air, lui ôter ses vêtemens, arroser son corps avec de l'eau froide; lui faire avaler, s'il est possible, de l'eau légèrement vinaigrée, lui donner des lavemens d'eau froide avec un tiers de vinaigre ou une poignée de sel de cuisine. On irritera le dedans des narines avec les barbes d'une plume ou en faisant respirer de l'alcali volatil. Lorsque la face est gonflée, bleuâtre, il est nécessaire de pratiquer une saignée. En général, tous ces moyens doivent être administrés promptement ; le temps presse, et le moindre retard pourrait compromettre le succès.

CHLOROSE. (voyez PALES COULEURS.)

CHOLÉRA-MORBUS. (voyez TROUSSE-GALANT.)

COLIQUES. On désigne sous ce nom des douleurs qui ont leur siège dans le ventre ou dans l'estomac, et qui peuvent être produites par différentes causes : nous allons parler de celles du bas-ventre ; nous décrirons ensuite celles de l'estomac.

COLIQUE NERVEUSE. Les causes les plus ordinaires, sont le refroidissement subit, surtout des pieds ; la suppression de diverses évacuations ; la présence de corps étrangers dans les intestins, des vents, etc. Le malade éprouve, près du nombril, un sentiment de tortillement qui se prolonge quelquefois dans le reste du ventre ; la douleur, loin d'être augmentée par la pression, en est souvent diminuée.

Traitement. Comme il serait possible que la colique fut occasionnée par la présence de corps étrangers, on commencera par administrer un ou deux lavemens émolliens. Si la douleur persiste, l'on fera prendre, par cuillerées, et d'heure en heure, la potion suivante :

Ether sulfurique. . . . . . . 15 gouttes.
Laudanum. . . . . 12 gouttes.
Infusion de tilleul. . . . . 8 onces.
Sucre. . . . . 1 once.

des demi-bains tièdes seront aussi des moyens convenables ; à défaut de ceux-ci, on fera, sur le bas-ventre, des fomentations émollientes

au moyen de flanelles imbibées dans une décoction de graine de lin, et qu'on aura soin de
maintenir bien chaudes. .

Colique de plomb ou des peintres. Elle
attaque surtout les peintres en bâtimens, les
plombiers, les faïenciers, les fondeurs, les
potiers d'étain et en général tous les individus
qui manient les différentes préparations de
plomb ; la maladie commence par une douleur
sourde, peu durable ; la sortie des excrémens
est difficile, douloureuse ; il survient ensuite
une constipation opiniâtre, des tranchées, surtout vers le nombril ; le ventre se retire vers la
colonne vertébrale ; il n'est point douloureux
au toucher ; il y a de fréquens vomissemens ;
l'urine sort difficilement : à ces symptômes, se
joignent quelquefois des douleurs vagues, un
état de paralysie, des tremblemens, des convulsions, surtout dans les membres supérieurs ;
le pouls est dur et lent.

Traitement. L'expérience a prouvé que le
plus convenable était celui connu sous le nom

de *traitement des pères de la charité*. Il consiste à faire prendre au malade, dans l'espace de cinq jours, les médicamens suivans :

Le premier jour, on donne un lavement purgatif qu'on prépare ainsi qu'il suit :

Séné. . . . . 1 demi-once.

Faites bouillir dans

Eau commune. . . . . 1 livre.

Passez et ajoutez à la décoction :

Sel de Glauber. . . . . 1 demi-once.
Vin émétique. . . . . 4 onces.

Dans la journée, on fait prendre une boisson dont voici la formule.

Eau de casse simple [1] . . . 2 livres.
Sel d'Epsom. . . . . 1 once.
Émétique. . . . . 3 grains.

[1] L'eau de casse se prépare en faisant bouillir deux onces de casse dans deux livres et demie d'eau.

Le soir, à cinq heures, on donne un lave-
anodin : il consiste en :

 Huile de noix. . . . . 6 onces.
 Vin rouge. . . . . 12 onces.

A huit heures du soir, on donne le bol suivant :

 Thériaque. . . . . 1 gros.
 Opium. . . . . 1 grain.

Le second jour, on administre , en deux
dôses, à une heure de distance, le vomitif suivant :

 Emétique. . . . . 6 grains.
 Eau tiède. . . . . 8 onces.

On fait boire de l'eau tiède pour faciliter le
vomissement. Quand le malade a fini de vomir,
on lui fait prendre, le reste de la journée, la
tisane sudorifique simple.

 Gaïac. . . . . 1 gros.
 Squine. . . . . 1 gros.
 Salsepareille. . . . . 1 gros.
 Eau commune. . . . . 2 livres.

Faites bouillir et réduire à une livre ; ajoutez :

    Sassafras. . . . . 1 once.
    Réglisse. . . . . 1 demi-once.

Faites bouillir légèrement et passez.

Le soir, le lavement anodin et le bol avec la thériaque et l'opium.

Le troisième jour, on prescrit la tisane sudorifique laxative, composée de

    Tisane sudorifique simple. 2 livres.
    Séné. . . . . 1 once.

Faites bouillir pendant cinq minutes et pas-sez.

A prendre, dans la matinée, en quatre dôses. On donne, le reste de la journée, la tisane sudorifique simple.

Le soir, à quatre heures, le lavement purgatif. A six heures le lavement anodin. A huit heures, le bol de thériaque et d'opium.

. Le quatrième jour, on administre la potion purgative suivante :

Infusion de séné. . . . . . . 6 onces.
Sel de glauber. . . . . 1 demi-once.
Poudre de jalap. . . . . 1 gros.
Sirop de nerprun. . . . . . . 1 once.

On favorise l'action de ce purgatif par du bouillon aux herbes.

Pendant le jour, la tisane sudorifique simple.

Le soir, à cinq heures, le lavement anodin; à huit heures, le bol de thériaque.

Le cinquième jour, pendant la journée, la tisane sudorifique laxative.

Le soir, à quatre heures, le lavement purgatif; à six heures le lavement anodin; à huit heures, le bol thériacal.

COLIQUE D'ESTOMAC. Sentiment d'un resserrement et d'un poids incommode dans l'estomac, accompagné, presque toujours, d'éructations (expulsion des vents par la bouche). Cette indisposition attaque le plus ordinairement les individus d'un tempérament nerveux et chez lesquels la digestion s'opère mal.

Traitement. L'infusion de tilleul dans laquelle on ajoute de l'eau de fleurs d'oranger, quelques gouttes d'éther sulfurique sur un morceau de sucre, ou, lorsque la colique est déterminée par une mauvaise digestion, une infusion de thé, de camomille romaine ou de mélisse, suffisent ordinairement pour la calmer. Si ces moyens étaient employés sans succès, l'extrait gommeux d'opium, pris à la dôse d'un grain, chaque jour, serait le calmant le plus puissant.

CONGÉLATION. Le froid excessif, de même que l'extrême chaleur, est susceptible de produire des accidens dont les résultats et le traitement ont entr'eux quelque ressemblance. On distingue trois degrés de congélation ; les deux premiers constituent les engelures simples ou ulcérées. (voyez ENGELURES.) Le troisième degré va seul nous occuper dans cet article.

Qu'un individu soit, pendant un temps plus ou moins long, exposé à un froid violent, il résiste long-temps, mais enfin un sommeil insurmontable s'empare de lui, et si de prompts secours ne lui sont administrés, la mort est infaillible. Lorsque, par un temps rigoureux, une personne sera rencontrée en plein air, sans connaissance, sans mouvement, le corps roide et glacé, la région du cœur sans chaleur, il faudra la considérer comme ayant succombé au froid; malgré cette mort apparente, des exemples bien avérés, prouvent que des soins bien entendus ont été quelquefois suivis de succès.

Traitement. On se gardera d'exposer brusquement le malade à l'action de la chaleur; on le déposera dans une atmosphère froide, puis on cherchera à ranimer l'action du cœur par des frictions sur le lieu qu'il occupe; on les étendra graduellement à mesure que la circulation se rétablira, et on finira par les lieux les plus éloignés du cœur. Dès que le malade pourra avaler, on lui fera prendre quelques cuillerées de vin chaud sucré, dans lequel on aura mis un peu de cannelle; mais on le répète, il faut se garder d'approcher le malade du feu.

Lorsque la congélation n'atteindra que quelques parties, comme les pieds, par exemple, même règle; administrez le vin chaud à l'intérieur, et frottez le membre, en commençant par le point le plus près du cœur, avec de la neige ou des linges trempés dans de l'eau froide. La méthode contraire déterminerait infailliblement la gangrène des membres gelés.

CONVULSIONS. Ce mot signifie, à proprement parler, une alternative de contractions ou de relâchemens involontaires des muscles des membres et des organes des sens. Mais ce n'est pas de cette action que nous avons le dessein de parler ici, mais seulement de cette maladie des enfans à laquelle on donne le nom de convulsions.

Souvent, en effet, un enfant ordinairement jusqu'alors très-bien portant, perd subitement connaissance, tombe à la renverse, et exécute des mouvemens involontaires, variés, d'un ou des deux côtés du corps, continus ou revenant par accès plus ou moins prolongés, et ayant principalement-leur siège aux yeux, à la bouche et dans les membres; quelquefois il s'y joint un renversement de la tête en arrière.

D'autrefois, la même maladie a lieu chez un enfant qui a offert des symptômes vermineux, tels que des coliques, des hoquets, des vents, la dilatation des pupilles, la démangeaison du nez, de l'agitation pendant le sommeil, des sueurs aigres, et une haleine acide. Mais une fois déclarée, la maladie, quoique reconnaissant des causes différentes, réclame à peu près le même traitement, parce que le principal danger consiste dans la perte de connaissance et les convulsions, qui sont toujours dûes à une irritation partagée par le cerveau.

Traitement. Pendant l'accès, quatre sangsues seront posées sur les côtés du cou, si le malade est un enfant à la mamelle; six, huit ou dix, s'il est plus âgé : au reste, ici comme dans les autres maladies, le nombre des sangsues à appliquer doit être subordonné à la force du sujet, et l'on conçoit qu'il est difficile de rien préciser à cet égard. Les pieds seront plongés dans de l'eau chaude à laquelle on aura ajouté deux onces de graine de moutarde en poudre; immédiatement après le bain de pied, dont la durée sera d'une demi-heure, des cataplasmes chauds seront appliqués en bottines autour des pieds et des jambes; quelques lavemens rendus légèrement irritans, en y ajoutant une cuillerée de sel de cuisine pour un verre d'eau, seront prescrits avec avantage; l'on administrera ensuite la potion suivante, en quatre dôses, de demi-heure en demi-heure.

Huile de Ricin (palma-christi). 1 once.
Sucre ou sirop. . . . , ... 1 once.

Quand on ne pourra se procurer de l'huile de ricin, il faudra la remplacer par de l'huile d'olive, mais alors la dôse sera doublée.

Après l'accès, et pour en prévenir les retours, il sera bon de peu nourrir le malade, d'entretenir la liberté du ventre au moyen de quelques lavemens, et d'empêcher le sang de se porter à la tête, en le couchant la tête haute, peu couverte, et en lui faisant prendre deux bains de pieds à la moutarde, chaque jour.

COQUELUCHE. C'est une maladie propre à l'enfance; elle règne ordinairement d'une manière épidémique et n'attaque qu'une seule fois la même personne. Elle débute comme un rhume ordinaire, et ce n'est qu'au bout de quinze jours à trois semaines, qu'elle prend les caractères propres à la coqueluche. Ils consistent dans des efforts extrêmes de la toux qui revient par accès qu'on appelle des *quintes*, durant lesquels les veines de la tête se gonflent, le visage se colore; et, par la violence de la toux, les urines et les excrémens sortent involontairement. Le retour des quintes est irrégulier; après qu'elles ont cessé, la respiration est généralement précipitée et l'on ressent un sentiment de fatigue générale. Cependant les enfans conservent leur gaieté et retournent à leurs jeux dans l'intervalle des accès; La durée de la coqueluche est longue, elle est le plus souvent d'un à trois mois.

Traitement. Dès que la coqueluche se caractérise, l'enfant sera mis à un régime modéré dont le vin sera banni; s'il est fort et bien constitué, quatre à dix sangsues seront appliquées au devant et au bas du cou; en même temps on lui fera prendre des boissons chaudes et adoucissantes, que l'on coupera avec du lait; du lait pur, chaud et sucré; quelques cuillerées à café de sirop de gomme, pendant les accès. On pourra aussi, mais seulement après l'application des sangsues, poser, en différens points du corps, des cataplasmes de farine de graine de lin qu'on saupoudre légèrement de graine de moutarde en poudre, et qu'on enlèvera dès que le malade manifestera de la douleur, pour les porter plus tard sur un autre point.

On retirera de bons effets des frictions faites sur les bras avec une flanelle trempée dans l'éther, et, vers la fin de la maladie, de vésicatoires aux bras. Chez les enfans faibles, pâles et qui repoussent difficilement les crachats, on prescrira avec avantage :

Eau gommée. . . . . , 2 onces.
Sirop d'ipécacuanha. . . . . 1 once.

Que l'on fera prendre par cuillerées à bouche, de demi-heure en demi-heure, jusqu'à ce qu'il y ait quelques vomissemens. Si l'on voulait ne produire que quelques soulèvemens d'estomac qui fissent rendre des matières glaireuses , on mettrait une heure d'intervalle entre chaque cuillerée.

CORS aux pieds, espèce de durillons qui vient aux orteils et quelquefois à la plante des pieds. Tout le monde connaît cette affection, nous nous abstiendrons d'en donner la description.

Traitement. Il n'y a d'autre moyen certain d'en obtenir la guérison radicale, que d'en faire faire l'extirpation; mais on se procure du soulagement, en enlevant les couches les plus superficielles des cors, à des époques plus ou moins éloignées. On peut même parvenir à les faire disparaître complètement, quand, après avoir enlevé les couches les moins profondes, on applique pendant long-temps quelques emplâtres fondans, comme le diachylum gommé; et l'on a le soin de ne se servir que de chaussures molles et peu étroites. Nous nous serions dispensés d'écrire cet article, mais nous l'avons fait surtout pour prémunir nos lecteurs contre l'emploi de certaines préparations, vendues par les charlatans, qui toutes sont inutiles et dont beaucoup contiennent des substances corrosives dont l'application peut être suivie d'accidens dangereux.

COUPS DE SANG. On donne, dans le langage ordinaire, ce nom aux attaques d'apoplexie; mais on doit réserver cette dénomination aux fausses attaques qui s'annoncent par tous les symptômes de l'apoplexie, tels que des étourdissemens, une légère perte de connaissance, une lésion plus ou moins profonde des sens, mais qui n'ont pas de suites fâcheuses, et qui surtout ne produisent point de paralysie durable. Pour le traitement, voyez APOPLEXIE.

COUPS DE SOLEIL. Quand une partie nue du corps est soumise, pendant un temps suffisant à l'action d'un soleil ardent, il en résulte une inflammation douloureuse de la peau, à laquelle on a donné le nom de coup de soleil. Cette affection légère guérit seule au bout de quelques jours; cependant lorsqu'il n'y a que de la rougeur à la peau, on peut diminuer la douleur en lavant souvent la partie avec de l'eau froide légèrement vinaigrée. Si au contraire l'épiderme était soulevé, il serait préférable de traiter comme une brûlure au second degré. (Voyez ce mot.)

COUPEROSE ou Goutte-rose. Affection de la peau, caractérisée par des pustules peu étendues, séparées, environnées d'une aréole rose, situées ordinairement sur le nez, les joues et le front. Cette affection est sans aucun danger, à moins que le malade ne fasse un usage imprudent de quelques applications capables de la faire disparaître brusquement; mais aussi elle est presque toujours rebelle au traitement le plus méthodique. Cependant il en est une variété qui n'attaque que les adultes et qui devient chaude, tendue et douloureuse, après le repas, et surtout après les écarts de régime, qui peut être traitée avec quelque succès.

Traitement. Il consistera en un régime modéré, uniquement composé de végétaux et dont le vin sera exclus; en boissons raffraîchissantes, comme limonade, tisane d'orge ou de chiendent; des bains de pieds rendus irritans par l'addition de graine de moutarde en poudre ou de quelques poignées de sel, seront prescrits, pendant long-temps, deux fois par jour; le malade sera purgé, au moins deux fois la semaine, avec du sel d'epsom, dont la dôse variera depuis une demi-once jusqu'à une once, suivant l'âge et le tempérament de l'individu. Des bains tièdes seront pris avec avantage dans l'intervalle des jours de médecine. En même temps, aussi long-temps que la peau du nez et des joues paraîtra enflammée, on la lavera, plusieurs fois par jour, avec de l'eau de guimauve, et même le soir on se trouvera bien de l'application d'un cataplasme de farine de graine de lin. Quand la peau ne sera plus ni rouge, ni tendue, et qu'elle ne sera le siège d'aucune douleur, on emploiera la lotion suivante, à la place de l'eau de guimauve, et de la même manière.

Sulfure de potasse. . . . . . 1 demi-once.
Eau commune. . . . . 1 pinte.

Si les premières applications sont douloureuses, on devra doubler la quantité de l'eau. Tel est le traitement le plus rationnel à employer contre la couperose. Mais nous l'avons dit, il réussit rarement.

COURBATURE. Indisposition caractérisée par une sensation de brisement et de fatigue dans tous les membres, avec engourdissement et abattement des forces. Elle se manifeste presque toujours après un exercice fatigant, une marche forcée. Le repos et la diète suffisent ordinairement pour la faire dissiper; un bain tiède hâtera ce résultat.

CROUP, mot d'origine écossaise, par lequel on désigne une espèce de mal de gorge qui affecte presque exclusivement les enfans âgés de moins de sept ans. Il débute ordinairement par une toux accompagnée d'enrouement, surtout pendant la nuit; quelquefois il s'établit d'une manière brusque, et l'enfant s'éveille menacé par une suffocation imminente. La respiration devient bruyante, précipitée, et fait entendre, ainsi que la toux, un son particulier que l'on a comparé à la voix d'un jeune coq. Le visage est alternativement rouge et pâle. La peau brûlante, le pouls fréquent, l'anxiété extrême. L'enfant éprouve une douleur vive dans les conduits aériens, et semble vouloir arracher, avec sa main, l'obstacle qui l'empêche de respirer. Il peut avaler facilement; il conserve toute sa connaissance. Quelques momens de repos sont bientôt suivis de redoublemens effrayans, pendant lesquels la respiration rauque, sonore et sifflante, se fait entendre au loin. La toux et les vomissemens chassent souvent des matières épaisses, filantes et mêlées de morceaux de membranes. Quand cette maladie, qui est fort dangereuse, doit se terminer par la mort, les accès se rapprochent, la respiration devient extrêmement pénible, la face d'une pâleur extrême, et une sueur froide couvre tout le corps.

Traitement. Lorsque le malade est robuste, on appliquera de huit à vingt sangsues au cou (ceci est subordonné à l'âge de l'enfant;) et l'on entretiendra l'écoulement du sang assez long-temps pour que l'enfant soit pâle et pour que le pouls ait perdu de sa force. Après la saignée, on fait prendre un émétique, que l'on peut renouveler deux et même trois fois dans le jour, à des intervalles de deux ou trois heures, et cette pratique est suivie du plus grand succès. En même temps, on appliquera un cataplasme autour du cou du malade, on lui fera respirer de la vapeur d'eau chaude, on lui fera prendre des bains de pieds avec la moutarde, et même on pourra appliquer, sur les jambes, jusqu'à ce que l'enfant accuse de la douleur, des cataplasmes saupoudrés de farine de graine de moutarde. On devra aussi administrer quelques lavemens rendus irritans avec un sel purgatif.

Il n'y a jamais beaucoup d'inconvénient à débuter par une application de sangsues; cependant lorsque le sujet est pâle, qu'il y a peu de chaleur et de fièvre, on peut commencer par le vomitif.

POTION VOMITIVE CONTRE LE CROUP.

Infusion de polygala. . . . 4 onces.
Sirop d'ipécacuanha. . . . . 1 once.
Oxymel scillitique. . . . . 3 gros.
Émétique. . . . . 1 demi-grain.

A prendre par cuillerées à bouche, toutes les dix minutes, jusqu'à ce qu'on ait obtenu le vomissement. Dans le cas où l'on ne pourrait se procurer cette potion, on devra la remplacer par un vomitif ordinaire d'émétique ou d'ipécacuanha.

Nous rappelons ici que le croup offre des rémissions, pendant lesquelles le malade ne souffre presque pas, suivies de redoublemens effrayans; on devra recourir au vomitif toutes les fois que ces redoublemens se montreront; l'expérience ayant prouvé que chaque vomissement était suivi d'un soulagement marqué.

DARTRES. Maladie très-commune, ayant son siège à la peau, consistant en un assemblage de petits boutons rouges, souvent invisibles à l'œil nu, mais facilement aperçus à l'aide d'une loupe; laissant suinter une eau rousse, et se convertissant en écailles analogues à du son, ou en croûtes plus ou moins épaisses. L'aspect des dartres varie beaucoup, et on en reconnaît un grand nombre d'espèces, mais nous ne parlerons que de celles qu'on appelle farineuses, croûteuses et vives ou ulcérées.

Les dartres qui reconnnaissent pour cause l'extrême sensibilité de la peau, attaquent principalement les femmes aux parties du corps recouvertes par les vêtemens, rarement au visage et aux mains.

Traitement. Il est très-difficile et susceptible d'une foule de modifications qui varient comme

D

la cause qui peut avoir produit la maladie. En effet, beaucoup de dartres sont liées, surtout chez les hommes faits, à d'anciennes affections vénériennes, et ce n'est guère qu'en attaquant celles-ci, qu'on peut espérer de guérir les premières; mais chez les femmes et les enfans, presque toujours les dartres sont étrangères à cette cause, et proviennent surtout de l'extrême susceptibilité de la peau de ces individus. Chez eux, il sera plus facile de les attaquer directement; mais toujours avec la crainte de ne pas les faire disparaître ou de les voir reparaître au bout de quelque temps; l'expérience ayant appris qu'aucune maladie n'est plus rebelle que celle qui nous occupe.

Quand une personne, atteinte de dartres farineuses ou pustuleuses, voudra s'en débarrasser, il faudra toujours y procéder avec précautions. D'abord, il est convenable de s'abstenir de tout aliment irritant et même trop nourrissant : le vin sera supprimé entièrement, ou au moins associé à une grande quantité d'eau.

Si le malade est docile, il fera bien de se mettre entièrement au régime végétal et lacté ; souvent ce seul moyen a suffi pour que des dartres extrêmement incommodes se soient calmées, au point de ne plus être senties. Des bains chauds, l'usage des décoctions de douce-amère, ou d'infusion de scabieuse et de fumeterre, du petit lait et des sucs d'herbes seront ensuite prescrits. Quand l'irritation de la peau, sous la dartre, sera très-vive, des cataplasmes émolliens' faits avec la farine de graine de lin ou avec les feuilles de mauve, conviendront beaucoup. Plus tard, quand l'irritation de la peau sera disparue, on appliquera, à la surface de la peau, du cérat frais auquel on aura ajouté quelques gros de fleur de souffre. Pour empêcher le mauvais effet de la disparition des dartres, quand elles sont anciennes, pendant tout le temps du traitement, le malade sera purgé au moins une fois la semaine.

DENTS. (Voyez MAL DE DENTS.)

DESCENTE, EFFORT, HERNIE. Noms donnés au déplacement d'une ou plusieurs des parties contenues dans une cavité, et particulièrement dans le ventre. Nous ne parlerons que de ces dernières. Lorsqu'à la suite d'un effort considérable, une grosseur se montre tout-à-coup au voisinage du nombril ou des aînes, ou même dans quelqu'autre point du ventre, tout le monde reconnaît une hernie. Mais quand une semblable grosseur se forme peu à peu, sans douleur et sans cause connue, on est exposé à la méconnaître. Les signes auxquels on la reconnaîtra, sont les suivans : la tumeur est plus grosse quand le malade est debout; elle diminue au contraire, et même disparaît quand il est couché sur le dos. Si, après qu'elle est rentrée, on applique la main sur l'ouverture par où elle était sortie, et qu'on fasse tousser le malade, on sent les parties qui viennent frapper la main et qui tendent à ressortir. En outre, le malade éprouve, quand la hernie est sortie, quelques douleurs dans les reins et du trouble dans les digestions, comme des coliques et une constipation habituelle.

Les accidens qui peuvent être le résultat d'une hernie sont si graves et se développent si rapidement, que nous ne pouvons nous empêcher de recommander de recourir à une personne de l'art dès qu'on soupçonnera qu'on est atteint d'une tumeur de ce genre : un chirurgien instruit peut seul reconnaître l'ouverture par où la hernie s'est faite, le bandage qu'il convient d'appliquer, et dans des cas malheureux, l'opération qu'il convient de faire.

Nous n'indiquons aucun traitement dans la crainte d'inspirer à nos lecteurs une sécurité qui pourrait devenir funeste.

Nous ne passerons cependant pas sous silence un accident terrible des hernies connu sous le nom d'*étranglement*. Quelquefois une hernie ancienne, qui habituellement se replaçait facilement, ou une hernie récente, au moment de sa formation, ne peut plus rentrer dans sa cavité. Les accidens les plus effrayans se développent rapidement, la tumeur devient douloureuse, tendue; la douleur s'étend dans le ventre; la constipation est opiniâtre, des vomissemens se déclarent; d'abord les matières vomies sont des restes d'alimens, puis des glaires, plus tard de la bile, et enfin des excrémens. C'est alors surtout qu'il faut se hâter de recourir à un médecin. Si cependant on était éloigné de tout secours, il faudrait pratiquer une saignée, appliquer un grand nombre de sangsues (trente ou quarante) sur la tumeur; mettre le malade dans un bain et l'y laisser plusieurs heures; quand il en sortira, recouvrir la tumeur de cataplasmes de farine de graine de lin, et le ventre de compresses trempées dans la décoction de même substance; on administrera aussi un demi-lavement de la même décoction, et l'on ne recommencera que dans le cas où le premier aurait été rendu. C'est à cela que les soins doivent se borner en attendant le médecin; toute autre tentative serait imprudente.

DIARRHÉE, Dévoiement; Maladie qui tient

à une irritation des intestins et que l'on reconnaît à des selles fréquentes et liquides, de matières glaireuses, accompagnées de douleurs dans le ventre, avec chaleur et souvent fièvre; la diarrhée reconnait des causes nombreuses; les plus fréquentes sont les écarts de régime, la suppression de la transpiration et des émotions morales.

Traitement. Celle occasionnée par cette dernière cause, n'a ordinairement pas de suite et cesse avec l'émotion qui l'a produite. Celle qui est dûe au refroidissement, sera le plus souvent attaquée avec succès par quelques verres d'une infusion chaude et légère de fleurs de sureau sucrée. Si ce moyen ne réussit pas de suite, on emploiera le suivant qui convient aussi à la diarrhée, causée par des écarts de régime. Comme cette maladie est une inflammation des intestins, le malade observera la diète, se mettra à l'usage de décoction de riz sucrée, prendra quelques lavémens émolliens, et s'il souffre beaucoup du ventre, il le fera recouvrir de compresses trempées dans de la décoction de graine de lin. Si les douleurs persistent, des sangsues, en nombre variable, suivant la force du sujet, seront mises à l'anus ; on ajoutera ensuite à l'eau de riz, dix-huit ou vingt gouttes de laudanum par litre ; il arrive quelquefois que les coliques disparaissent, et que la diarrhée continue ; on achèvera alors le traitement en édulcorant la tisane de riz avec une once de sirop de coings, par litre. Il est inutile de dire que les alimens seront augmentés peu-à-peu, à mesure que la maladie diminuera ; mais on doit observer de ne reprendre l'usage de la viande et du vin que lorsque la guérison sera assurée.

Quelquefois les enfans à la mamelle sont pris de dévoiement ; presque toujours cela est dû à l'usage des soupes et des bouillies dont la plupart des nourrices les gorgent. On leur supprimera toute nourriture, autre que le lait de la nourrice, et au bout de quelques jours de ce régime, on leur fera prendre quelques cuillerées à café de sirop de coings, dans un peu d'eau de riz légère.

DYSENTERIE. Inflammation de la membrane intérieure du gros intestin, caractérisée par des selles nombreuses, liquides, muqueuses ou sanguinolentes, avec des coliques atroces et du ténesme. [1] Elle est presque toujours accompagnée de fièvre forte. Comme on le voit, cette maladie a beaucoup de rapports avec la diarrhée; elle n'en diffère que par sa gravité. Elle reconnaît à-peu-près les mêmes causes, mais de plus elle peut être épidémique; on la croit même contagieuse. Elle règne surtout pendant les saisons humides, et dans les lieux bas et marécageux, dans les prisons, les vaisseaux et dans les camps. Elle est alors souvent dûe à la mauvaise qualité des alimens.

Traitement. Il reconnaît les mêmes bâses que celui de la diarrhée; mais comme ici la maladie est plus grave, les applications en doivent être plus sévères. Ainsi le malade sera soumis à

---

[1] TÉNESME. Ardeur et pesanteur au fondement, avec envies sans cesse renaissantes d'aller à la selle et souvent sans rien expulser.

une diète absolue; s'il est fort et vigoureux, une saignée sera pratiquée au bras; ensuite on lui appliquera un bon nombre de sangsues à l'anus, (quinze à trente) et l'on favorisera l'écoulement du sang, en mettant le malade au-dessus de la vapeur d'eau chaude. (Ce qui sera facile en mettant l'eau chaude dans le pot d'une chaise percée, et faisant asseoir le malade dessus.) Des compresses de décoction de graine de lin seront appliquées bien chaudes sur le ventre, et entretenues à la même température. Aussi long-temps que le ventre sera douloureux, on appliquera quelques sangsues sur le lieu de la douleur, et si elle se déplace, on la poursuivra par le même moyen. Dès le début, le malade fera usage d'une boisson d'eau de riz légère, ou d'eau gommée et sucrée. Quand les symptômes auront diminué, on associera l'opium aux boissons ordinaires, ce qui sera facile en ajoutant dix-huit ou vingt gouttes de laudanum, ou mieux encore une demi-once de sirop diacode par litre de tisane. On pourra chaque jour augmenter la dôse du sirop, et la porter jusqu'à une once. Il arrive quelquefois que malgré le traitement le mieux entendu, la maladie se prolonge d'une manière indéfinie, après avoir diminué de violence; c'est ce qu'on appelle *dysenterie chronique*. Il faut alors se relâcher de la sévérité du régime, permettre l'usage des alimens farineux en petite quantité, insister sur les préparations d'opium; et pour mettre, autant que possible, à l'abri des changemens brusques de la température, faire prendre au malade l'usage des vêtemens de laine sur la peau; l'expérience ayant prouvé qu'un refroidissement subit et passager suffisait souvent pour aggraver les symptômes d'une dysenterie qui marchait vers la guérison.

ÉCROUELLES, Scrofules. Cette maladie, dont le symptôme le plus saillant consiste dans l'apparition de tumeurs situées sous la peau, dans les endroits où, dans l'état de santé, existe ce qu'on connaît vulgairement sous le nom de glandes, est plus particulière à l'enfance qu'aux autres époques de la vie, et aux femmes qu'aux hommes. Elle sévit surtout sur les personnes que l'on dit être d'un tempérament *lymphatique* ; tempérament que l'on reconnaît aux signes suivans : formes arrondies, cheveux blonds ou châtains, yeux bleus, teint frais et rosé ; les yeux sont ordinairement larmoyans, le sujet est fréquemment atteint de rhumes de cerveau, les ailes du nez sont rouges, la lèvre supérieure gonflée, etc. , etc.

La maladie se manifeste, avons-nous dit, par des tumeurs irrégulières, peu ou point douloureuses, roulant sous la peau, occupant les glandes et particulièrement celles du cou et des aisselles. Dans le principe, la couleur de la peau n'est pas changée ; plus tard, les tumeurs grossissent, se ramollissent ; la peau qui les recouvre devient bleuâtre, vergetée ; elle finit par se rompre, et par donner issue à un pus blanc, peu épais, mal lié, et contenant des flocons d'une matière semblable à du blanc d'œuf à moitié cuit. Cette maladie peut s'étendre aux organes intérieurs et occasionner le carreau, la phthisie pulmonaire et d'autres maladies aussi graves; on ne saurait donc apporter trop d'attention à la combattre dès le principe, et pendant qu'elle est, pour ainsi dire, locale. On a remarqué qu'outre les causes tirées du tempérament, certaines circonstances accidentelles favorisent le développement des écrouelles; ce sont l'habitation dans les lieux bas et humides où le soleil ne parvient qu'avec peine, l'usage d'alimens peu substantiels ou de difficile digestion, l'absence d'eau de bonne qualité, et l'impossibilité de faire usage des liqueurs fermentées.

Traitement. Il doit commencer par faire disparaître les causes qui ont déterminé la maladie; c'est-à-dire que le malade sera, autant que possible, transporté dans un lieu sec et élevé, bien exposé au soleil; la nourriture dont il fera usage, sera de bonne qualité, composée d'un mélange bien entendu de végétaux et de viandes légères, le vin rouge et vieux, mêlé avec une certaine quantité d'eau, sera également conseillé. Si pourtant la maladie s'était étendue sur des parties internes, et si les fonctions digestives se fesaient mal, il faudrait ne permettre d'alimens qu'avec beaucoup de réserve, et traiter le malade comme nous l'avons dit en parlant du carreau. Ainsi nous supposons toujours que la maladie est bornée à l'extérieur. Si l'éloignement des causes ne suffit pas pour faire disparaître la maladie, on y joindra quelques préparations médicamenteuses, comme l'infusion de houblon donnée comme tisane, à la dôse d'un litre par jour, (on la prépare en jetant un litre d'eau bouillante sur une once de sommités de houblon) et la potion connue sous le nom d'élixir de Peyrilhe, à la dôse d'une demi-once par jour, mêlée à un verre de tisane et prise en trois fois. Cette potion se fait ainsi :

Carbonate de soude. . . . 3 gros.
Racine de gentiane. . . . ɪ once.
Eau-de-vie. . , ... ɪ litre.

Mettre digérer pendant quatre jours, et prendre, par demi-once, dans un verre de tisane.

Outre ce traitement intérieur, il en est un exclusivement borné aux tumeurs scrofuleuses; celui-ci éprouvera quelques modifications suivant l'apparence qu'elles auront; si elles sont douloureuses, dures, et la peau tendue et rosée, quelques sangsues (huit ou dix) seront appliquées autour des tumeurs; on favorisera l'écoulement du sang en lavant les parties avec de l'eau tiède, et mieux en les recouvrant d'un cataplasme émollient; on insistera sur ces moyens aussi long-temps que la douleur continuera; quand elle aura cédé, il faudra cesser les émolliens et employer les emplâtres fondans connus sous le nom d'emplâtre de ciguë ou de *vigo cum mercurio*. Dans ces derniers temps on a retiré de grands avantages de l'emploi de la pommade suivante :

Iode. . . . . 1 demi-gros.
Graisse de porc. . . . . 1 demi-once.
Mêlez dans un mortier.

On frotte les tumeurs légèrement avec les doigts et assez long-temps pour que la pommade soit absorbée; chaque friction doit être de vingt-quatre grains seulement, et même, chez les enfans, on fera bien de [commencer par douze grains; l'effet de ce remède est en général assez prompt; si, au bout de quelques jours, les tumeurs ne diminuaient pas, il faudrait cesser ce moyen, qui quelquefois hâte la suppuration, résultat qu'on doit chercher à éviter, à cause de la difformité des cicatrices. Dans le temps qui s'écoule entre chaque friction, les tumeurs resteront couvertes d'un des emplâtres précédens.

EMBARRAS GASTRIQUE. Nom que quelques médecins donnent encore à une indisposition caractérisée par une douleur de tête plus ou moins violente, la perte de l'appétit, l'amertume de la bouche, l'enduit jaunâtre ou blanchâtre de la langue, les envies de vomir et quelquefois de la douleur au creux de l'estomac. Il parait prouvé maintenant que cet état, qu'on eroyait autrefois produit par la présence de la bile dans l'estomac est le premier degré de l'inflammation de cet organe.

Traitement. Le plus souvent une diète de quelques jours et l'usage de quelques boissons rafraîchissantes suffisent pour voir cesser cette indisposition. Quand elle résiste à ces premiers moyens, un émétique sera administré avec avantage ; mais s'il y a de la soif, et de la douleur au creux de l'estomac, on s'abstiendra de l'émétique ; et des sangsues, en nombre suffisant (quinze à vingt-cinq), seront mises sur le lieu de la douleur ; il est rare que la maladie résiste à ce moyen. (Voyez GASTRITE).

EMPOISONNEMENS. Nom donné aux effets produits, chez l'homme et les animaux vivans, par le contact d'un poison sur certaines parties de leur corps.

EMPOISONNEMENT PAR LES ACIDES CONCENTRÉS (*Eau forte, Huile de vitriol, Eau de javel.*)

Ces trois substances, et en général tous les

E

acides agissent de la même manière; *symptômes communs* : « un goût aigre, brûlant et désa-
« gréable; chaleur et douleur vive à la gorge,
« puis à l'estomac et dans le ventre; fétidité
« de l'haleine; rapports, nausées; vomisse-
« mens répétés d'une matière sanguinolente,
« jaunâtre ou brune, bouillonnant sur le car-
« reau et rougissant le drap bleu; selles co-
« pieuses, teintes de sang; sensibilité extrême
« du ventre; soif ardente, inextinguible; pouls
« petit; urines rares et difficiles à évacuer;
« respiration gênée; pâleur extrême avec dé-
« composition des traits; sueurs froides; quel-
« quefois convulsions; presque jamais de dé-
« lire; assez souvent plaqués jaunes, blanches ou
« brunes, tapissant l'intérieur de la bouche. »

Traitement. Si l'on arrive au moment de l'accident, il faut agir de suite et débuter par faire boire un verre d'eau de savon; on se procurera de la magnésie que l'on fera dis-soudre dans de l'eau, à la dose d'une demi-once par litre, et on en gorgera le malade;

la quantité de liquide introduite ne pourra jamais être trop forte ; elle déterminera, au contraire, l'estomac à se vider par le vomissement, et à expulser le poison qu'il pourrait contenir ; si les vomissemens se faisaient attendre, on les provoquerait en chatouillant le gosier avec les barbes d'une plume ; jamais on n'administrera de vomitif. Souvent on ne peut pas se procurer de magnésie , on la remplacera avec avantage par l'eau de savon qu'on trouve partout. Quand on présumera que tout le poison sera expulsé de l'estomac, ce que l'on reconnaîtra à ce que les matières vomies ne bouillonnent plus sur le carreau et ne rougissent plus le drap, il faudra obvier aux accidens qui suivront ; ainsi, le malade sera mis à l'usage d'eau gommée sucrée, des sangsues seront appliquées en grand nombre sur le creux de l'estomac, et sur les points du ventre où la douleur sera plus violente ; le ventre sera en entier recouvert de fomentations émollientes ; si les mouvemens ne sont pas trop douloureux, on mettra, plusieurs fois le malade dans un bain tiède et on l'y laissera le plus long-temps possible. Tant que les accidens conserveront leur intensité, il sera tenu à la diète la plus sévère; et ce ne sera que graduellement qu'on pourra revenir aux alimens. Si le poison est pris à haute dôse, et que des secours ne soient pas administrés de suite, la mort est inévitable. Mais il arrive souvent, surtout dans les empoisonnemens involontaires, que le goût horrible du poison arrête dès les premières gorgées, alors les accidens ont moins d'intensité. Lorsque, dans ce cas, on arrive plusieurs heures après l'évènement, et qu'on présume que le poison est passé dans les intestins, il ne faut pas employer la magnésie, mais recourir de suite aux moyens recommandés contre les accidens secondaires.

Nota. Il faut bien se rappeler que l'emploi de l'eau de savon et de la magnésie ne convient que dans l'empoisonnement par les acides, et nuirait, au contraire, dans les autres.

Empoisonnement par l'arsenic. Les signes auxquels on reconnaît qu'un accident de ce genre vient d'avoir lieu, sont : « une saveur âcre « et métallique; resserrement à la gorge, vomis- « semens brunâtres et même sanguinolens; « douleur à l'estomac avec chaleur considé- « rable; selles noires, fétides; coliques vives, « ténesme; pouls petit, fréquent, irrégulier; « chaleur brûlante de la peau; soif ardente, « sueurs froides, respiration difficile; urines « rares, rouges et sanguinolentes, perte de « connaissance ou délire; convulsions, décom- « position des traits de la face. »

Si la dôse du poison est très-forte, les malades meurent avant que tout cet appareil de symptômes ait pu se développer.

Traitement. Il consiste à faire boire plu- sieurs verres d'eau sucrée, d'eau tiède, de décoction de guimauve ou de graine de lin; ces susbtances provoquent le vomissement et le rejet du poison. La thériaque, le vinaigre, l'huile, le quinquina ne doivent pas être employés. Quand les principaux accidens sont calmés, on permet le bouillon de veau ou de poulet; puis les crêmes, les œufs; mais on attend long-temps avant d'accorder les alimens solides et le vin. Lorsqu'après plusieurs vomissemens, on pense que le poison est évacué, si les accidens consécutifs se développent, le malade sera traité comme s'il avait été empoisonné par un acide. (Voyez cet article).

EMPOISONNEMENT PAR LES CHAMPIGNONS. Les mauvais champignons et quelquefois ceux qui passent pour être innocens, produisent des effets pernicieux; mais ils n'agissent que cinq ou six heures, quelquefois davantage et même vingt-quatre heures après avoir été mangés. Les symptômes sont des douleurs d'estomac, des tranchées et des évacuations par haut et par bas; bientôt il s'y joint des crampes, des convulsions, une soif ardente; plus tard des vertiges, de l'assoupissement, un délire sourd.

Traitement. On administrera de suite la po-tion vomitive et purgative suivante :

Emétique. . . . . 3 grains.
Ipécacuanha. . . . . 24 grains.
Sel de glauber. . . . . 6 gros.
Eau. . . . . 6 onces. [1]

Ce remède a pour but d'expulser les débris du poison qui peuvent être restés dans le corps; au bout de deux heures, s'il n'agit pas, ou quand son effet commence à se ralentir, on fera prendre la potion suivante, par cuillerées à bouche, de demi-heure en demi-heure.

Huile de palma-christi. . . 2 onces.
Sirop de pêcher. . . . . . . 2 onces.

Mêlez en agitant. On peut remplacer le sirop de pêcher par du sucre ou du sirop ordinaire. On en secondera les effets par des demi-lave-mens rendus purgatifs en ajoutant une once de sel d'epsom. Lorsque les champignons auront été évacués, on fera prendre une troisième potion, composée ainsi :

[1] Cette dôse est pour un adulte; elle doit être moindre de moitié, pour un enfant.

Ether sulfurique. . . . . . . 1 gros.
Sirop ou sucre. . . . . 2 onces.
Infusion de tilleul. . . . . . 4 onces.

A prendre par cuillerées.

Si les accidens consécutifs, qui sont les mêmes que ceux de l'empoisonnement par les acides, se développent, on les traite de la même manière que ceux-ci.

EMPOISONNEMENT PAR LE CHARBON. (Voyez CHARBON.)

EMPOISONNEMENT PAR LES PRÉPARATIONS DE CUIVRE. Il s'annonce ainsi : goût et rapport cuivreux, vomissemens verdâtres, douleurs d'estomac et coliques, selles copieuses et sanguinolentes, etc.

Traitement. On avait long-temps regardé le sucre comme le contre-poison du vert de gris et des autres sels cuivreux, et en effet, l'usage de sirop ou d'eau sucrée, dans ces empoisonnemens, a eu de nombreux succès ; mais il est une substance qui jouit de la propriété de

neutraliser les sels de cuivre, et dont l'emploi
est toujours facile, nous voulons parler de
l'albumine, substance qui constitue le blanc
d'œuf. Aussitôt qu'on est appelé à donner
des secours à une personne qui a ingéré une
certaine quantité de sels de cuivre,[1] on doit
lui faire prendre de l'eau en abondance,
dans laquelle on aura délayé et bien battu douze
ou quinze blancs d'œufs par pinte; on pourra
alterner avec de l'eau sucrée et continuer tant
que les accidens persistent. Quand les symptômes de l'empoisonnement cessent et sont
remplacés par les signes d'inflammation de
l'estomac, on doit recourir au traitement re-
commandé contre les accidens consécutifs aux
autres empoisonnemens.

ENGELURES. Inflammation occasionnée
par l'impression du froid et survenant ordinairement aux pieds, aux mains, et quelquefois au

---

[1] Ces sels sont la coupe-rose blanche, le vert
de gris, et le carbonate de cuivre.

nez et aux oreilles des femmes et des enfans, plus rarement chez les hommes faits, presque jamais chez les vieillards. On peut s'en préserver, en habituant les parties qui en sont ordinairement atteintes, à l'action du froid, en les frottant de neige, de glace, etc.

Traitement. Quand elles se sont manifestées, on devra tremper les parties malades dans l'eau blanche [1] tiède, à laquelle on aura ajouté quelques cuillerées d'eau-de-vie ; et quand on les retirera, on les enveloppera dans des linges imbibés de la même eau. Si elles sont très-douloureuses et très-enflées, on les couvrira de cataplasmes faits avec de la mie de pain et de l'eau de sureau ; puis quand l'inflammation est dissipée, on leur fera succéder des applications de vin chaud. Quand les engelures se seront ulcérées, on couvrira les endroits entamés avec de la charpie fine enduite d'une couche épaisse

[1] Elle se prépare en jetant de l'extrait de saturne goutte à goutte dans de l'eau de fontaine, jusqu'à ce qu'elle blanchisse.

de cérat frais ; et les parties environnantes, comme nous l'avons dit plus haut. Au reste, cette maladie est très-sujette à récidive ; il n'y a guère que la cessation du froid qui les guérisse définitivement.

ENTORSE. Tiraillement douloureux des ligamens qui entourent les articulations : cet accident est susceptible de divers degrés, et est souvent dû à des mouvemens brusques et portés hors des bornes ordinaires ; il est plus commun au poignet et à l'articulation du pied avec la jambe, que partout ailleurs.

Traitement. Le moyen le plus simple et le plus efficace consiste à plonger de suite la partie dans un vase rempli d'eau froide ; l'immersion devra être prolongée deux ou trois heures ; il faut renouveler l'eau à mesure qu'elle s'échauffe. On doit ensuite entourer l'articulation de compresses trempées dans de l'eau blanche. Le repos le plus absolu sera conseillé ; ces moyens seront observés pendant les deux ou trois premiers jours; si, malgré leur emploi, l'inflammation se développe dans l'articulation, on les supprimera, et on appliquera des sangsues en assez grand nombre, autour de l'articulation, et, après leur chûte, on la recouvrira avec des cataplasmes de mauve ou de graine de lin appliqués tièdes. Plus tard, quand la douleur aura disparu; on entourera l'articulation de compresses trempées dans de l'eau-de-vie camphrée à laquelle on aura ajouté la moitié d'eau.

ÉPILEPSIE, Mal caduc ou sacré, haut-mal. Maladie nerveuse caractérisée par la perte subite de connaissance, par des mouvemens convulsifs, une insensibilité parfaite et l'écume à la bouche. Quels que soient les symptômes divers qui se joignent à ces quatre premiers, ils ne changent rien à la nature de la maladie, ceux-ci seuls la font reconnaître.

On a préconisé un grand nombre de remèdes contre cette terrible maladie, et tous ont échoué; la seule chose qu'on puisse raisonna-

blement espérer, c'est d'en éloigner les accès
en éloignant les causes après lesquelles on
les voit le plus ordinairement survenir. Quelques médicamens d'une grande violence ont pu
quelquefois guérir radicalement l'épilepsie;
nous n'en parlons pas à dessein, leur emploi
pouvant être suivi d'accidens fâcheux.

ÉPISTAXIS. (voyez SAIGNEMENT DE NEZ.)

ÉRYSIPÈLE. C'est le nom qu'on donne à
l'inflammation franche de la peau. On la reconnaît à une coloration de la peau en rose, presque sans gonflement, avec chaleur; et offrant
ceci de particulier, qu'en appuyant le doigt
sur l'endroit malade, la couleur rosée disparaît
pour revenir aussitôt.

Traitement. Quand cette inflammation se
fixe sur un des membres et qu'elle ne change
pas de place, son traitement peut être presque
nul; il faut même avoir soin de n'y faire aucune application qui pourrait la faire disparaître tout-à-coup et produire ainsi des acci-

dens graves. Mais lorsqu'elle se développe à la tête ou qu'elle est sujette à se déplacer, il faut s'y opposer par des moyens énergiques. Ainsi des sangsues seront mises autour de la partie malade, et non dessus. Le malade sera mis à la diète et à l'usage de tisane d'orge à laquelle **on** ajoutera un grain d'émétique par pinte. Quelques personnes sont dans l'usage de prescrire un vomitif; mais, pour cela, il faut que la pointe de la langue ne soit point rouge, l'estomac douloureux ni la soif vive; s'il en était ainsi, il vaudrait mieux appliquer des sangsues à l'estomac. On ne mettra rien sur l'érysipèle; seulement on l'humectera souvent avec de la décoction de sureau, pour diminuer la chaleur.

Quand un érysipèle ambulant menace de se porter vers la tête, on peut le fixer sur le point qu'il occupe, en y appliquant un vésicatoire; ce moyen est douloureux, mais il est efficace. Il est bon de dire que si l'érysipèle est très-étendu, le vésicatoire n'en recouvrira qu'une partie; en général, il ne faut pas qu'il soit plus large que la paume de la main.

ESQUINANCIE. Nous allons traiter ici des différentes angines, quoique ce mot signifie seulement les angines avec menace de suffocation ; mais, en cela nous suivons le langage du peuple pour qui ce livre est fait. Il y en a deux variétés principales.

1.° ANGINE TONSILLAIRE ou inflammation des *amygdales*. Douleur et chaleur dans l'arrière bouche, avec gonflement des amygdales ; douleur plus vive quand on avale, même la salive : quelquefois respiration gênée ; dans d'autres cas, les boissons passent par le nez ; l'inflammation s'étend alors au loin.

2.° ANGINE LARYNGÉE. Douleur dans le larynx [1] augmentant quand on le presse entre les doigts, quand on tousse, quand on avale ; voix rauque, toux fréquente.

Traitement. Sangsues en assez grand nombre, appliquées au cou sur le point le plus rapproché

[1] Le larynx est ce que le peuple connaît sous le nom de pomme d'Adam.

du lieu malade. Cataplasme émollient après la chûte des sangsues; bains de pied avec la moutarde, ou le sel, ou la lessive; gargarisme d'eau d'orge miellée; boissons adoucissantes, comme l'eau gommée, la décoction d'orge ou de chiendent; diète absolue. Si le sujet est fort et sanguin, saignée au bras ou au pied. On doit revenir aux applications de sangsues, aussi souvent que le soulagement qu'elles ont causé, aura cessé. Si, malgré ces moyens, les accidens ne se calment pas, on prescrira, avec avantage, un émétique qui agira avec d'autant plus d'efficacité que les saignées auront mieux préparé le malade.

ÉVANOUISSEMENT, Syncope. Cessation momentanée des battemens du cœur et de ceux du pouls; de la respiration et de la connaissance: la face est pâle et souvent couverte d'une sueur froide; les lèvres sont bleues et décolorées.

Traitement. On couchera le malade de son

long, on relâchera tous les vêtemens qui pourraient le gêner, on l'exposera au grand air, on
lui fera respirer du vinaigre ou de l'alcali volatil ; quelquefois il suffit de lui jeter quelques
gouttes d'eau au visage. Il est rare que cet accident soit fâcheux.

FER CHAUD, Pyrosis. Sensation de brûlure à la région de l'estomac, survenant ordinairement pendant la digestion de quelques alimens lourds et particulièrement des fritures et
des ragoûts épicés ; cette affection est toujours
dûe à l'irritation de l'estomac.

Traitement. Les médicamens sont presque
impuissans ici : c'est dans le régime qu'il faut
chercher un remède à son mal. Ainsi éviter les
alimens qu'on a observé le produire, manger
en petite quantité et jamais avant que la digestion du dernier repas ne soit tout-à-fait ter-
minée ; s'abstenir presqu'entièrement de vin et
totalement de café et de liqueurs ; faire un grand
usage de végétaux et de laitage, si l'estomac
s'en accomode : tels sont les conseils auxquels

nous nous bornons. Pendant l'instant où on souffre davantage, les douleurs sont souvent calmées de suite par quelques verres d'eau sucrée aromatisée avec l'eau de fleurs d'oranger.

FIÈVRES. On nomme *fièvre* un groupe de symptômes très-variables, dont les plus remarquables sont une accélération du pouls et l'augmentation de la chaleur, ordinairement précédés de frissons. La fièvre peut accompagner la plûpart des maladies, mais quelquefois elle se montre seule, ou du moins la maladie qui la cause est si peu évidente, que beaucoup de médecins croient que, dans ces cas, la fièvre existe seule (fièvre essentielle). On a donc admis des maladies qu'on appelle fièvres, et qui appartiennent, presque toutes, aux divisions suivantes :

FIÈVRE INFLAMMATOIRE, ANGÉIOTÉNIQUE. Elle atteint les personnes d'un tempérament sanguin ; règne surtout au printemps, et survient à la suite d'excès, de courses fatigantes, d'une longue exposition au soleil, etc.

Symptômes. Face rouge, gonflée; yeux rou-ges, larmoyans; mal de tête; soif; langue blan-che, quelquefois rouge à la pointe; pouls dur, fort et fréquent; peau chaude et ordinairement humide.

Traitement. Saignée du bras assez copieuse et répétée une et même deux fois, si le pouls est toujours fort et la langue rouge; diète sé-vère dans les premiers jours; limonade de ci-trons, compressés d'eau vinaigrée sur la tête, bains de pieds chauds. Quand les symptômes diminuent, on augmente graduellement les ali-mens.

FIÈVRE BILIEUSE. Elle atteint les personnes d'un tempérament bilieux, règne surtout en été et en automne, et survient à la suite d'excès dans le régime et d'exercices fatigans, etc.

Symptômes. Mal de tête au-dessus des sour-cils, langue jaunâtre, bouche amère, soif vive, douleur au creux de l'estomac, et quelquefois dans la région du foie, nausées et vomissemens de matières bilieuses, face quelquefois jaunâtre, pouls dur et fréquent, peau chaude et sèche; tous ces symptômes débutent par un frisson auquel succède une châleur âcre.

Traitement. Diète, limonade; une saignée si le sujet est robuste; vingt à trente sangsues au creux de l'estomac; des compresses émollientes sur le ventre; et quelques demi-lavemens. Si le mal de tête persiste, sangsues aux tempes, et bains de pieds. Dans plusieurs cas de fièvre bilieuse, la douleur de l'estomac n'est pas très-vive, le malade est tourmenté d'envies de vomir; un émétique est indiqué.

Dans le déclin de la maladie, on revient peu-à-peu aux alimens, mais en s'abstenant de vin et de viande, jusqu'à parfaite convalescence.

Fièvre muqueuse, catarrhale. Elle atteint particulièrement les femmes, les enfans et les individus faibles. Elle règne surtout en hiver, quoiqu'on puisse l'observer en toutes saisons.

Symptômes. Elle débute par un frisson qui commence par les pieds; la chaleur qui le suit est peu développée, la soif est peu vive, le malade est tourmenté de nausées, de vomissemens de matières verdâtres; la langue est pâle, la bouche pâteuse.

Traitement. Diète assez sévère; le malade sera mis, pendant quelques jours, à l'usage de boissons adoucissantes, comme l'eau gommée, l'infusion de guimauve, prises chaudes ou froides, selon le goût du malade; ensuite on lui administrera un émétique; mais si après l'usage de ce médicament, l'estomac devenait douloureux et la soif augmentait, on appliquerait quelques sangsues au creux de l'estomac et on continuerait le traitement comme on l'avait commencé.

FIÈVRE PUTRIDE, ADYNAMIQUE. Elle succéde souvent aux autres; elle annonce toujours l'inflammation d'un organe principal, et c'est cette inflammation qui en fait tout le danger. Elle attaque tous les âges, tous les tempéramens, sans pour cela être fort commune.

Symptômes. Coucher sur le dos; face pâle et livide; yeux ternes, abattus; langue sèche et

F

noire; dents noires; soif variable; chaleur variable aussi; presque toujours douleur au creux de l'estomac; urines et selles involontaires; quelquefois ballonnement du ventre; pouls petit; peau sèche; quelquefois sueur froide.

Traitement. Il faut, sans avoir trop égard à la faiblesse du malade, appliquer des sangsues sur le point douloureux, (et c'est presque toujours l'estomac) le recouvrir de cataplasmes ou de fomentations émollientes, promener des synapismes sur les membres inférieurs, ne les laisser que peu de temps, et les enlever quand le malade accuse de la douleur; appliquer des vésicatoires aux jambes ou aux cuisses, et éviter l'usage de tous les médicamens excitans qu'on prodiguait autrefois dans cette fièvre, et auxquels il faut attribuer la plupart des terminaisons fâcheuses.

Fièvre maligne. Elle succède presque toujours à une autre maladie ou plutôt elle est un des accidens qui peuvent compliquer les maladies; elle atteint particulièrement les personnes très-sensibles et nerveuses.

Symptômes. Dans le cours d'une maladie quelconque, la tête se prend; alors il y a du délire furieux ou tranquille, les yeux sont hagards; le malade est agité ou dans l'immobilité absolue; il y a des mouvemens convulsifs dans les yeux, dans les membres; quelquefois des paralysies partielles; d'autres fois les membres sont roides, etc., etc.

Traitement. Les symptômes indiquent une inflammation du cerveau ou de ses enveloppes; inflammation qui, abandonnée à elle-même, est souvent mortelle. Pour la combattre, on emploiera les moyens suivans : sangsues souvent répétées au cou, aux tempes ou derrière les oreilles; compresses d'eau froide ou mieux application de glace pilée sur la tête; ce moyen doit être longtemps continué); vésicatoires aux cuisses ou aux jambes, synapismes aux pieds. (le synapisme se fait en saupoudrant des cataplasmes ordinaires avec de la graine de moutarde en poudre.) Si le malade n'a pas la diarrhée, on lui administrera des lavemens rendus irritans en y ajoutant quelques poignées de sel commun ou mieux une once de sel d'epsom ou de glauber pour chaque lavement. Quand les accidens fâcheux seront dissipés, la maladie rentrera dans une des fièvres ordinaires.

Fièvres intermittentes. Les fièvres que nous avons décrites plus haut, sont supposées être continues, mais toutes cependant peuvent offrir cette particularité, qu'elles se composent d'*accès* plus ou moins séparés par un intervalle pendant lequel les sujets qui en sont atteints semblent jouir d'une santé parfaite.

Chaque accès débute par des frissons ou du tremblement, auxquels succède une période de chaleur, et se termine par une sueur générale. Ces accès peuvent venir tous les jours, la fièvre est alors *quotidienne*; tous les deux jours, elle est *tierce*; tous les trois jours, elle est *quarte*; il est beaucoup d'autres types, mais nous les omettons à dessein, parce qu'ils rentrent dans les premiers.

Traitement. Quand les accès seront légers,

on se bornera à la diète pendant l'accès, aux boissons rafraîchissantes pendant la période de chaleur; et dans l'intervalle, on fera usage de quelque tisane amère ou aromatique, comme l'infusion de sauge, de camomille, de centaurée, de gentiane, de petit chène, etc.; mais quelquefois les accès sont très-forts et la vie même peut se trouver compromise; il faut alors traiter le malade, pendant l'accès, comme s'il était atteint d'une fièvre continue, puis dans l'intervalle, recourir aux seuls moyens efficaces que la raison avoue, le quinquina et ses préparations. Le mode d'administrer le meilleur et le moins désagréable est le sulfate de quinine, en pilules de deux grains chacune, pour un homme fait, et prises au nombre de trois ou quatre par jour. Pour les enfans, on est dans l'usage d'administrer le sirop de quinine; on leur en fait prendre trois ou quatre cuillerées à bouche, dans l'intervalle de chaque accès. Il est très-rare que ces médicamens, appliqués avec soin, ne réussissent pas.

Un autre procédé également efficace et auquel on est forcé d'avoir recours lorsqu'on a affaire à des enfans rebutés par le mauvais goût du remède, consiste à leur appliquer, à chaque bras, un vésicatoire large comme une pièce d'un franc, et à saupoudrer la petite plaie qui en résulte avec deux grains de sulfate de quinine en poudre ; on recouvrira le tout avec un peu de cérat frais tendu sur du linge ou sur une feuille, et on continuera de même deux fois par jour, jusqu'à ce que la fièvre ne reparaisse plus.

Enfin le sulfate de quinine peut être donné en lavemens : alors on double la dôse, et on la délaie dans un verre d'eau gommée ; cette quantité suffit et est plus facilement retenue dans les intestins.

Il arrive quelquefois que, malgré tous les moyens employés, la maladie résiste avec opiniâtreté ; il faut alors cesser toute médication et tâcher de s'éloigner du lieu où l'on a contracté la fièvre. C'est surtout la fièvre quarte qui est sujette à se perpétuer ainsi pendant des années entières.

FIÈVRES PERNICIEUSES. Ce sont des fièvres intermittentes, pendant les accès desquelles on observe les signes des fièvres malignes ou putrides, qui cessent plus ou moins complètement pendant plusieurs heures, et qui reviennent ensuite avec plus de force qu'auparavant.

Traitement. Cette fièvre est-on ne peut plus dangereuse; quelquefois les malades sont enlevés au second accès ; souvent au troisième; ils ne réchappent jamais au quatrième. Il faut donc que le traitement soit très-énergique ; ainsi on agira pendant l'accès comme si on avait affaire à une fièvre putride ou maligne continue ; et dans l'intervalle on administrera le quinquina en abondance et sous toutes les formes.

On peut, entre deux accès, faire prendre plusieurs onces de quinquina ou mieux trente ou quarante grains de sulfate de quinine.

La potion suivante, prise par cuillerées à

F 4.

bouche, de demi-heure en demi-heure, a produit d'heureux résultats.

> Sulfate de quinine. . . . . . 16 ou 18 grains.
> Laudanum. . . . . 15 gouttes.
> Eau gommée . . . . 4 onces.
> Sirop ou sucre. . . . . 1 once.

On donnera en même temps des lavemens de même nature, et s'il y a eu des vésicatoires appliqués, on les saupoudrera de quelques grains de sulfate. C'est surtout lorsque le malade est menacé du troisième ou du quatrième accès, qu'il faut insister sur tous ces remèdes, qui sont les seuls sur lesquels on puisse compter.

FIÈVRES RÉMITTENTES. Ce sont des fièvres d'accès, mais qui ne sont séparés que par un très-court intervalle, pendant lequel, même, la fièvre ne cesse jamais tout-à-fait. Le traitement doit être le même que celui des fièvres continues; de cette manière les intermittences se marquent mieux, et l'on peut administrer le quinquina. Cependant quand on a à combattre une fièvre pernicieuse, il vaut mieux donner les préparations de quinquina de suite; on attendra seulement l'intant où la fièvre tombera un peu. (Voyez FIÈVRE PERNICIEUSE.)

FIÈVRE ARDENTE. Complication de la fièvre inflammatoire et de la fièvre bilieuse.

FLEURS BLANCHES ou FLUEURS BLANCHES, LEUCORRHÉE. On sait ce qu'on entend par ces noms. Cette maladie, très-rare chez les filles qui ne sont pas encore formées, est très-commune, surtout en certaines contrées, chez les filles nubiles et les femmes mariées. Plusieurs causes contribuent à les produire : toutes celles capables d'irriter la matrice, et en particulier un régime échauffant; l'usage du thé, du café au lait, de la bière ; l'inaction, la mollesse ; l'usage des chaufferettes pendant l'hiver, sont les principales.

Cette maladie est due à l'irritation de la matrice, à laquelle se joint souvent aussi une affection de l'estomac ; c'est donc vers ces deux organes que le traitement doit être dirigé.

Traitement. Quand la femme est forte et san-
guine, on devra débuter par une saignée du
bras; s'il y a de la douleur aux reins et dans le
bas-ventre, des sangsues (quinze ou vingt)
seront appliquées aux parties sexuelles, ou au
moins à la partie supérieure des cuisses. La malade fera usage de demi-bains, dans lesquels
elle restera une heure au moins, et qu'elle re-
nouvellera tous les jours; elle prendra habituellement des lavemens émolliens; et pendant tout
ce temps, elle observera un régime modéré et
composé d'alimens légers et doux. Ce traitement sera ainsi continué pendant plusieurs
jours. Quand les douleurs auront cédé, et que
l'écoulement persistera seul, on fera usage de
la préparation suivante qu'on prendra chez un
pharmacien pour éviter toute erreur.

> Sulfate de zinc. . . . . 1 demi gros.
> Huile de térébenthine, quantité suffisante.

On partage en pilules de trois grains, et on
en prend trois par jour.

L'action de ce médicament sera favorisée

par des injections faites avec la décoction de quinquina, à laquelle on aura ajouté un quart de gros vin rouge.

FLUXION. Quand on emploie ce nom seul, on entend habituellement le gonflement douloureux des gencives, des joues et des lèvres, ordinairement entretenu par la carie d'une ou de plusieurs dents.

Traitement. Il est on ne peut plus simple; il consiste à recouvrir la joue malade avec un morceau d'étoffe de laine; à faire usage d'eau d'orge fortement miellée, pour gargarisme, et à respirer deux ou trois fois par jour de la vapeur d'eau chaude; on ajoutera à l'efficacité de ces moyens, en prenant quelques bains de pieds chauds.

FLUXION DE POITRINE, PNEUMONIE, PÉRIPNEUMONIE. C'est le nom qu'on donne à l'inflammation du poumon; cette maladie atteint particulièrement les jeunes-gens, cependant aucun âge n'en est exempt; elle règne surtout en hiver; elle est produite par toutes les causes qui, après avoir augmenté la chaleur du corps, le laisse ensuite exposé au froid.

Symptômes. Face rouge, surtout aux pommettes; peau chaude et moite; pouls mou et développé, quelquefois dur et petit; toux fréquente; crachats clairs et glaireux avec quelques traces de sang, au début de la maladie, et dont la consistance augmente peu-à-peu; gêne dans la respiration; douleur profonde et peu intense dans la poitrine, quelquefois absence de la douleur.

Traitement. Diète absolue, infusions de guimauve ou eau gommée sucrées et prises chaudes; loochs faits avec le lait d'amandes édulcoré avec le sirop de gomme; large cataplasme sur la poitrine, et saignée du bras répétée une ou deux fois suivant la vigueur du sujet et la force de la maladie. Si quelque point douloureux se déclare à la poitrine, on y appliquera des sangsues qu'on fera saigner le plus long-temps possible. Tant que les accidens conserveront leur gravité, on observera la diète absolue ; quand ils auront diminué, on permettra quelques crêmes de riz, quelques bouillies ; plus tard de la soupe au lait ; puis des viandes légères, comme le poulet, ou un peu de poisson ; et l'on reviendra ainsi peu-à-peu à son régime habituel ; mais on ne reprendra l'usage du vin que lorsqu'on sera tout-à-fait guéri.

GALE. Cette maladie qui est contagieuse, consiste en une éruption, sur la peau, de petits boutons durs, peu saillans, répandus sur tout le corps, excepté au visage, mais se remarquant particulièrement dans les intervalles des doigts, aux poignets, aux plis du bras, aux jarrets et sur le ventre, occasionnant une démangeaison insupportable, surtout la nuit. Ces boutons présentent une petite pointe transparente et contenant une eau limpide qui se répand quand on la perce.

Traitement. Quand elle est récente, on peut l'attaquer directement et sans aucune préparation préliminaire. Le traitement se bornera à se frotter, deux fois par jour, avec deux gros de la pommade suivante, qui joint à l'avantage d'agir promptement, celui de ne pas gâter le linge.

Fleur de soufre. . . . . 1 demi-livre.
Savon blanc. . . . . 1 demi-livre.

Mettez dissoudre le savon, qui sera coupé à petits morceaux, dans une demi-livre d'eau (un quart de litre.) Quand la dissolution sera bien faite on ajoutera peu-à-peu la fleur de soufre, et on les mêlera bien exactement. Quelquefois cette pommade détermine quelques rougeurs à la peau ; on suspend le traitement pendant quelques jours, et on se lave avec de l'eau de mauve ou de guimauve. On reprend ensuite et termine par un bain; la durée moyenne du traitement est de douze à quinze jours.

Si, au contraire, la gale durait depuis plusieurs mois, il faudrait commencer le traitement par l'usage du petit lait, des bains tièdes et de légers purgatifs; puis on en viendrait aux frictions de soufre et de savon, comme dans la gale récente ; enfin on finirait le traitement par une ou deux médecines.

GASTRITE, Inflammation de l'estomac.
Elle atteint tous les âges indistinctement; elle est le plus ordinairement causée par des abus dans le régime. On la reconnaît aux signes suivans : douleur au creux de l'estomac, augmentant par la pression; rougeur de la pointe de la langue; douleur au front; vomissemens ou nausées; fièvre; douleur dans les membres ; quelquefois la langue se sèche, se fendille et se couvre d'un enduit noirâtre.

Traitement. Diète absolue; boissons froides et acides, comme la limonade et l'orangeade si la soif est vive ; adoucissantes, comme l'eau gommée ou l'eau sucrée s'il y a peu de soif; sangsues au creux de l'estomac en nombre variable (douze à trente) et cataplasmes après leur chûte. S'il survenait des accidens graves, comme du délire, de la somnolence, etc., on traiterait comme une fièvre maligne. (Voyez ce mot.) Quelquefois les vomissemens résistent aux moyens précédens, alors on administrera quelques potions faites avec un verre d'infusion de guimauve sucrée, dans laquelle on ajoutera vingt à trente gouttes de laudanum, et qu'on prendra par cuillerées, tous les quarts d'heure.

Quand les symptômes auront diminué, on permettra quelques crêmes de riz, ou un peu de bouillie; puis la soupe au lait, les œufs, et enfin on reviendra peu-à-peu au régime habituel.

Quelquefois les principaux accidens disparaissent, mais les digestions se font mal; il y a des vomissemens, des aigreurs; le malade dépérit et tombe dans l'émaciation la plus complète (gastrite chronique). Il faut alors faire usage de peu de médicamens, observer un régime sévère et éviter les alimens et les boissons que l'on reconnaît être nuisibles. Plusieurs personnes se sont bien trouvées de la diète lactée; d'autres n'ont pu la supporter; chez quelques uns, après un traitement adoucissant, continué long-temps, sans beaucoup d'amélioration, l'usage d'un peu de bon vin vieux a rendu la santé.

GOUTTE. Maladie qui n'attaque guère que les hommes d'un âge mûr et adonnés à un régime succulent : elle se reconnaît à des douleurs, avec gonflement, dans les petites articulations et particulièrement aux orteils et surtout aux gros. Cette maladie est souvent liée à d'autres affections de l'estomac, des reins, de la poitrine. Elle est sujette à des retours assez réguliers.

Traitement. Lorsqu'une douleur se manifeste dans une des petites articulations, si aucune autre affection ne s'y joint, on l'attaque au moyen de sangsues sur le lieu malade, et de cataplasmes de graine de lin. Quand la goutte se complique d'une affection des organes intérieurs, presque toujours alors la douleur articulaire disparaît ou diminue subitement. Dans ce cas, la maladie secondaire sera traitée comme si elle existait seule, et de plus on cherchera à rappeler les douleurs au moyen de bains de pieds irritans et de synapismes sur les orteils. Le retour de la douleur fait presque toujours

G

disparaître les accidens secondaires. Pour prévenir les retours de la goutte, de tous les moyens préconisés, un seul a constamment réussi; c'est le renoncement absolu à tout aliment excitant. Le régime devra être ainsi composé : alimens doux, non épicés; eau pure ou lait pour boisson; vêtemens et surtout chaussures de laine sur la peau. On s'abstiendra entièrement de vin, de liqueurs, de café, etc.

GRAVELLE. Cette maladie est un symptôme d'une nuance de l'irritation des reins. On la reconnaît à ce que les urines laissent déposer un gravier plus ou moins fin et résistant sous le doigt; à un sentiment de chaleur et de pesanteur; et à une douleur vive dans les reins. Elle complique souvent la goutte; elle est héréditaire.

Traitement. On ne peut rien contre des graviers déjà formés; mais il paraît que ces productions se développent sous l'influence d'une irritation des reins; c'est donc à combattre cette irritation qu'on doit s'attacher. (voyez COLIQUE NÉPHRÉTIQUE.)

HAUT-MAL. (voyez ÉPILEPSIE.)

HÉMORRHOÏDES. Gonflement à l'anus, revenant périodiquement avec un sentiment de pesanteur, de tension et de démangeaison, accompagné de douleurs dans les reins, d'envies fréquentes d'aller à la selle et d'uriner, avec ou sans écoulement de sang, existant presque toujours avec des tumeurs sèches ou saignantes, douloureuses ou non. Elles attaquent plus souvent les hommes faits que les femmes et les enfans.

Traitement. Les hémorrhoïdes, venant en général à des époques régulières, constituent une indisposition qu'il faut respecter, de crainte de voir leur cessation entraîner le développement de quelque maladie grave. Cependant quand elles sont très-douloureuses et incommodes par leur volume, on peut employer les moyens suivans, seulement comme calmans : abstinence du vin; alimens doux et en petite quantité; boissons raffraîchissantes : comme le lait d'amandes, la tisane d'orge ou de chiendent; des bains de siège plutôt frais que tièdes; quelques sangsues sur les tumeurs, quand elles sont rouges et tendues; avoir le soin d'enduire le pourtour de l'anus d'huile récente ou de cérat frais, surtout avant d'aller à la selle; et observer la plus grande propreté. On a préconisé une infinité de remèdes contre les hémorrhoïdes; ceux que nous venons d'indiquer sont les seuls que la raison avoue.

HYDROPISIE. On appelle généralement ainsi tout épanchement d'eau dans une cavité du corps; mais nous n'entendons parler ici que de celle du bas ventre nommée *ascite*. Elle vient, pour l'ordinaire, à la suite de longues maladies, pendant lesquelles toute la constitution s'est détériorée.

Symptômes. Gonflement du ventre égal et régulier, se formant de bas en haut et plus saillant quand le malade est debout que lorsqu'il est couché. Presque toujours douleurs dans le ventre; urines troubles et peu abondantes, difficulté de respirer, amaigrissement rapide.

Traitement. Quand la maladie s'est formée lentement et sans grandes douleurs, on observera un régime modéré, et l'on fera usage d'une tisane faite avec la racine d'asperges et de fraisier, à laquelle on ajoutera un demi-gros de sel de nitre par pinte; si l'estomac ne souffre pas, on devra se purger au moins une fois la semaine, avec trente-six ou quarante grains de jalap dans un bouillon aux herbes. Il est aussi un médicament qui a produit de grands avantages quand l'estomac a pu le supporter, c'est le sel de nitre, à haute dôse, dans une petite quantité de liquide; on commencera par vingt grains donnés en deux fois, le matin et le soir, et on augmentera peu-à-peu la dôse de dix en dix grains, jusqu'à la porter à une demi-once et même plus, chaque jour. Toutes les fois qu'il surviendra des douleurs dans le ventre, ou une diarrhée trop abondante, on suspendra le traitement pour le reprendre plus tard, et on se bornera aux adoucissans.

HYSTÉRIE. Maladie qui atteint surtout les femmes, mais dont les hommes ne sont pas exempts. Elle affecte particulièrement les filles ou les femmes veuves, et dans ces cas, on la voit fréquemment cesser par le mariage; cependant quelques femmes mariées en sont affectées. L'hystérie se compose d'accès qui débutent par la sensation d'une boule qui, partant du bas ventre ou de l'estomac, se porte à la poitrine ou au cou, et produit une espèce d'étouffement.

Quelquefois il y a perte de connaissance et convulsions. Ces accès ont une durée variable; des baillemens en annoncent la fin.

On pourrait confondre l'hystérie avec l'épilepsie; on les distinguera l'une de l'autre, en se rappelant que dans l'hystérie il n'y a pas d'écume à la bouche, ni de convulsions aux muscles de la face, et que le contraire a lieu dans l'épilepsie. Quelquefois les accès se bornent à quelques tremblemens ou à quelques mouvemens convulsifs, à des pleurs sans sujet, etc. C'est toujours la même maladie à laquelle on a donné

le nom de MAUX DE NERFS, de SPASMES, de VA-
PEURS, etc.

Traitement. Pendant l'accès, on lâche toutes
les ligatures qui peuvent gêner la respiration
et la circulation; la malade sera étendue sur un
matelas par terre, la tête un peu haute; on lui
fera respirer du vinaigre ou de l'alcali volatil;
quand l'accès sera très-long, si la rougeur de
la face fait craindre une apoplexie, on saignera
au bras, on appliquera des sangsues derrière les
oreilles, on mettra des compresses froides sur
le front, et si la malade n'a pas de convulsions,
on lui mettra les pieds dans l'eau chaude. Cependant il ne faut pas se hâter de recourir à
ces moyens énergiques, la plupart des accès se
terminent seuls et sans accident.

Si la malade peut boire, on lui fera prendre
une infusion légère de tilleul, aromatisée avec
l'eau de fleurs d'oranger, ou quelques gouttes
d'éther, dans une cuillerée de la même infusion.

Dans l'intervalle des accès, et pour en prévenir les retours, on devra prendre beaucoup

d'exercice, se livrer à un travail manuel, éviter les longues lectures, se coucher et se lever avec le soleil, et se soumettre à un régime un peu frugal. C'est ainsi que les individus nerveux et affaiblis feront cesser leur aptitude à cette maladie.

INDIGESTION. Cette maladie peut être habituelle chez quelques personnes ; elle dépend alors presque toujours d'une inflammation de l'estomac. Nous ne parlerons ici que de l'indigestion qui survient tout-à-coup chez un sujet, auparavant bien portant, après un repas copieux ou l'ingestion d'alimens indigestes. Elle se manifeste, peu de temps après le repas, par des tiraillemens d'estomac, des nausées, des vomissemens accompagnés d'agitation; et plus tard par des coliques et une diarrhée copieuse.

Traitement. Aussitôt qu'elle débute, il faut administrer un émétique, ou au moins une certaine quantité d'eau tiède, afin de débarrasser, par le vomissement, l'estomac des matières qu'il contient. Quand les accidens sont légers , on se borne à conseiller quelques tasses de thé ou d'eau sucrée. On favorise l'action de ces moyens, par des frictions sur le ventre et l'estomac, faites avec des flanelles chaudes.

JAUNISSE, Ictère. Cette maladie se reconnaît à une teinte jaune de la peau qui est sèche et chaude ; les urines sont peu abondantes, rouges, et teignent fortement le linge en jaune ; le malade est constipé ; les excrémens sont grisâtres ; quelquefois il y a diarrhée.

Traitement. Régime végétal, abstinence du vin, tisane de racines d'asperges et de fraisier, bains tièdes tous les jours, sangsues à l'anus, et cataplasmes sur le côté droit, dans la région du foie ; quand la constipation est opiniâtre, lavemens avec l'eau salée.

MAIGREUR. Quand cet état n'est pas dû à l'altération de quelque organe principal, on peut espérer de le faire cesser par les moyens suivans : bains tièdes souvent répétés ; sommeil un peu prolongé le matin; exercice modéré; alimens farineux; chocolat; bière pour boisson; abstinence du café, du thé, des liqueurs; usage modéré du vin.

MAL CADUC. (voyez Epilepsie.)

MAL DE DENTS. Ce mal affreux est le plus souvent entretenu par la carie d'une ou plusieurs dents, et ne peut être guéri que par l'extraction, la luxation ou la cautérisation de l'organe malade. On peut cependant calmer la douleur, lorsque la dent est percée, en remplissant le trou avec un peu d'opium, que l'on recouvre ensuite avec une boulette de coton ou de cire : on a employé l'encens de la même manière. Ces applications, souvent répétées, peuvent détruire le nerf qui détermine la douleur, et procurer ainsi une guérison radicale.

MAL D'ESTOMAC. (voyez Colique d'estomac, Embarras gastrique, Gastrite chronique, etc.

MAL DE GORGE. (voyez Esquinancie.)

MIGRAINE. Douleur vive et lancinante, d'un seul côté de la tête, offrant des retours assez réguliers, et se compliquant de nausées et même de vomissemens.

Traitement. Il est très-simple ; on doit, pendant l'accès, observer le repos et rester dans l'obscurité ; prendre un peu de thé ou d'eau sucrée aromatisée avec l'eau de fleurs d'oranger, et faire usage de bains de pieds chauds.

MUGUET. (voyez Aphthes.)

NÉPHRÉTIQUE (COLIQUE). Ordinairement on donne ce nom à plusieurs affections différentes, caractérisées par une vive douleur dans la région des reins, et par du trouble dans l'excrétion des urines. Par ce mot on doit entendre l'inflammation du rein (organe qui élabore l'urine.

L'inflammation du rein ou *néphrite*, est caractérisée par une douleur très-vive dans la région du rein malade, par la diminution ou la suppression des urines, la fièvre, des vomissemens, la rétraction du testicule qui se colle à l'anneau, et l'engourdissement de la cuisse du côté malade. Elle attaque surtout les hommes d'un tempérament bilieux qui font des excès de table, et est souvent causée par des coups, des chûtes, etc. Il y en a deux variétés : la *néphrite simple* et la *néphrite calculeuse* ou *gravelle*. (voyez ce mot).

Traitement. Les saignées abondantes, les sangsues à l'anus, les bains, les cataplasmes sur les reins, les lavemens huileux ou avec la graine de lin, les boissons raffraichissantes et abondantes, comme la limonade, l'émulsion ou lait d'amandes, aidés de la diète et du repos, sont les moyens à employer contre la néphrite récente et aiguë. Lorsqu'elle dure depuis long-temps, on doit recommander le moins d'exercice possible, le malade couchera sur un lit un peu dur, et jamais sur la plume ; abstinence de vin, de café pur et d'épices.

De temps à autre, on prendra quelques bains domestiques, et on portera habituellement des vêtemens de laine sur la peau, et surtout à la région des reins.

NERFS (MAUX DE). Voyez HYSTÉRIE.

NOYÉS. Quoiqu'un corps tiré de l'eau soit dans un état de mort apparente, on doit, à moins qu'il n'y ait putréfaction, lui administrer les secours suivans : le sujet sera de suite déshabillé, placé sur de la paille ou sur un matelas, couché sur le côté, la tête nue et un peu haute et près du feu ; on écartera les mâchoires pour faciliter la sortie de l'eau; on promènera sous le nez des allumettes soufrées et allumées; on cherchera à réchauffer le malade, en plaçant des corps chauds sur le plus grand nombre de points qu'il sera possible; on chatouillera les lèvres et les narines avec une plume; on donnera des lavemens d'eau avec un quart de vinaigre; si le malade ne revient pas, on brûlera, sur le creux de l'estomac, des morceaux de papier et d'amadou. Si ces moyens ne réussissent pas, ou que le visage soit rouge ou violet, et les membres chauds, on saignera au pied ou au cou.

PALES COULEURS, Chlorose. Maladie qui atteint spécialement les jeunes filles non réglées, et qu'on reconnaît à une pâleur excessive, avec teinte jaune ou verte; à la mollesse des chairs; à des appétits bizarres; à des palpitations; à la gêne de la respiration; à la faiblesse; etc.

Traitement. Il doit principalement être tiré du régime; un exercice convenable; des promenades, des courses même, l'usage des caleçons de laine; de frictions sur les membres inférieurs et sur les reins; un régime succulent, l'usage d'un peu de bon vin vieux, suffiront, dans la plûpart des cas, pour déterminer l'organe malade à exécuter convenablement sa fonction. Nous recommandons surtout de s'abstenir de toute médication violente, dont les effets ne seraient pas surveillés par un médecin.

PALPITATIONS. On appelle ainsi les battemens du cœur, lorsqu'ils sont irréguliers, plus forts et plus fréquens que dans l'état ordinaire. C'est souvent le signe des maladies du cœur (voyez ANÉVRISME); mais dans ce cas, elles sont presque continues. Quand elles sont intermittentes, on les regarde comme nerveuses, et on les traite comme toutes les affections de ce genre. (Voyez MAUX DE NERFS)

PARALYSIE. Abolition du sentiment et du mouvement dans une ou plusieurs parties du corps; elle peut avoir plusieurs causes, mais nous ne parlerons que de celle qui succède à une attaque d'apoplexie. Elle peut occuper tout le corps, ou une moitié seulement, ou un seul membre.

Traitement. Dans le début, on a affaire à une apoplexie, c'est cette maladie qu'il faut combattre; mais plus tard la paralysie reste seule. On doit alors chercher à rétablir les mouvemens par des frictions sur l'épine du dos et sur les membres paralysés, faites avec de la teinture de cantharides ou de l'eau-de-vie, de l'éther, etc. On promènera des vésicatoires sur les mêmes parties. Des bains de râpes dans la saison, et la fustigation avec des orties pourront être essayés; enfin, l'usage des eaux minérales sulfureuses et ferrugineuses, constitue un des meilleurs moyens à opposer à cette maladie.

PENDUS. Même moyen que pour les noyés; on remarquera que la saignée au cou et au pied est encore plus souvent nécessaire ici que dans l'autre cas.

PETITE VÉROLE. (voyez VARIOLE.)

PHTHISIE PULMONAIRE ou CONSOMPTION. Elle se développe souvent à la suite des autres affections de poitrine, mais d'autrefois aussi elle semble tenir à la constitution et se développer sans causes connues. On lui reconnaît des périodes distinctes : dans la première, il y a des douleurs profondes dans la poitrine et entre les épaules, une toux sèche, des crachats filans, difficiles à détacher, sans couleur et un peu écumeux; plus tard, la toux est très-fréquente, surtout la nuit, avec chatouillement dans la gorge; voix caverneuse, respiration gênée, crachats purulens, jaunâtres, verdâtres, d'une odeur souvent repoussante; dans la dernière période, la fièvre est continue; des sueurs générales et une diarrhée abondante consument le malade, qui tombe dans le marasme et meurt.

Traitement. Les personnes faibles et à poitrine étroite, qui se croient dans la première période, doivent se sevrer pour toujours de l'usage des boissons et des alimens échauffans, se mettre à l'usage de l'eau pure ou sucrée, du lait pur ou coupé avec de l'eau; dans les premiers jours, observer une diète absolue, et prendre les vêtemens de laine sur la peau; si les douleurs sont vives dans la poitrine, une saignée sera prescrite, puis quelques sangsues au bas et au devant du cou, ou sur le point douloureux; le malade sera mis en même temps à l'usage des boissons adoucissantes, des loochs, etc. (voyez FLUXION DE POITRINE.)

Dans la seconde période, on permettra quelques bouillies ; des vésicatoires seront mis et entretenus aux bras ; les boissons seront toujours adoucissantes, mais si l'insomnie est incommode, on ajoutera quelques gouttes de laudanum (dix-huit ou vingt-quatre) dans la boisson de la nuit ; il vaudrait peut-être mieux administrer un grain d'opium, en une seule pilule, vers le commencement de la nuit, en augmentant peu-à-peu cette dôse, à mesure qu'on s'aperçoit que son effet diminue. C'est dans cette période que plusieurs personnes se sont bien trouvées de l'usage du lait d'ânesse ; on pourra aussi permettre, si la saison le comporte, l'usage des fruits rouges, comme cerises, fraises, framboises. Quelques guérisons rapides ont été attribuées à ces moyens.

Dans la troisième période, l'issue funeste de la maladie est inévitable ; on doit se borner aux palliatifs et combattre les symptômes dominants. Ainsi on a pu faire cesser des sueurs qui épuisaient le malade, en lui faisant boire un ou deux verres de décoction de quinquina gommée; on a combattu avantageusement la diarrhée en insistant sur les préparations d'opium et en édulcorant les boissons avec le sirop de coings.

PICOTE. (voyez VARIOLE.)

PLEURÉSIE. Les causes de la pleurésie sont des coups, des chûtes sur la poitrine, le refroidissement subit, l'ingestion d'une boisson froide lorsque le corps est en sueur, etc.

Symptômes. Une douleur aiguë dans un côté de la poitrine, augmentant quand on prend haleine, et pendant la toux, avec gêne de la respiration; la toux est sèche, les pommettes sont rouges, le pouls est dur et la peau sèche; il est impossible de se coucher sur le côté douloureux.

Cette maladie peut se terminer promptement ou se prolonger indéfiniment. On reconnaît cette circonstance à la persistance de la douleur et à la gêne de la respiration au-delà du huitième ou du neuvième jour; à de la fièvre avec redoublement le soir ; et à ce que le malade est toujours couché sur le côté affecté.

Traitement. Si le sujet est fort, on débute par une saignée ; dans tous les cas, des sangsues en nombre suffisant (dix pour un enfant, vingt à quarante pour un adulte) sont mises sur le point douloureux ; après qu'elles ont bien saigné, on recouvre l'endroit avec un cataplasme ; le malade est mis à la diète, à l'usage des boissons adoucissantes. (voyez, pour le reste du traitement, FLUXION DE POITRINE.) Seulement ici, quand les autres symptômes ont cédé, si la douleur persiste, un vésicatoire sur le côté, est indiqué.

RAPPORTS. (voyez AIGREURS.)

RÉTENTION D'URINE. Nom qu'on donne à l'impossibilité ou à la difficulté extrême de se débarrasser de ses urines. Cette maladie est une de celles pour lesquelles il est indispensable de recourir à un homme de l'art. Cependant il est quelques secours qu'on peut porter en attendant son arrivée. Vingt ou trente sangsues seront mises au devant de l'anus et sur le canal par où sort l'urine; après leur chûte, le malade sera mis dans un bain, où il restera aussi long-temps qu'il pourra le supporter; quand il en sortira, des cataplasmes seront appliqués sur le bas-ventre et sur le lieu où étaient les sangsues. Le malade observera la diète, et prendra quelques boissons adoucissantes, mais en petite quantité.

RHUMATISME. C'est cette maladie qu'on connaît dans le monde, sous le nom général de *douleurs.* Elle peut s'établir dans la longueur d'un membre ou dans les grandes articulations. Le rhumatisme peut être *aigu* : il attaque alors les jeunes-gens forts et sanguins; ou *chronique* : il succède alors au premier, ou il s'établit primitivement chez les vieillards.

Traitement. Le rhumatisme aigu doit être attaqué, comme toutes les inflammations, par les saignées dès le début; par des applications de sangsues, des cataplasmes de graine de lin, des bains de vapeurs, des bains tièdes ; mais cette affection étant susceptible de se déplacer, il faut la poursuivre, par les mêmes moyens, sur toutes les parties qu'elle envahira successivement. Quand le rhumatisme dure depuis long-temps, le malade fera usage d'une tisane sudorifique ainsi composée : racine de salsepareille, une demi-once, et gaïac une once, bouillis dans deux livres d'eau ; ou peut y ajouter du sucre, cette boisson sera prise chaude ; en même temps les parties malades seront frictionnées avec différens linimens, comme l'eau-de-vie camphrée pure, l'eau-de-vie et le savon, l'huile d'olive à laquelle on ajoute un demi-gros d'alcali volatil par once ; les cataplasmes irritans, les vésicatoires souvent répétés seront prescrits quand les autres moyens auront échoué.

RHUME DE CERVEAU. Tout le monde connaît cette légère incommodité qui guérit promptement par les seuls efforts de la nature ; on hâtera la terminaison, en gardant la chambre, en prenant quelques bains de pieds, et en respirant de la vapeur d'eau chaude.

RHUME DE POITRINE, Catarrhe pulmonaire, Bronchite. Cette maladie très-commune, est occasionnée par toutes les causes qui peuvent refroidir brusquement la température du corps.

Symptômes. Chatouillement à la gorge, toux sèche d'abord, puis suivie de crachats clairs dans le principe, et s'épaississant peu-à-peu; quelquefois une douleur profonde dans la poitrine, et de la fièvre avec redoublemens, le soir. Quand la maladie devient *chronique*, le malade maigrit, pâlit, les crachats deviennent moins compactes, ils sont jaunâtres ou verdâtres; quelques malades conservent leur appétit et n'ont point de fièvre.

Traitement. Si la maladie est légère, les soins sont très-simples; ils consistent à garder la chambre; à éviter le froid et à faire usage de boissons adoucissantes. Si au contraire la fièvre est vive et la poitrine douloureuse, une saignée sera pratiquée ; des sangsues seront appliquées au bas et au devant du cou ; le devant de la poitrine sera recouvert de larges cataplasmes chauds ; le malade fera usage en même temps de boissons chaudes et adoucissantes, de loochs, comme dans la fluxion de poitrine ; il sera soumis à la diète.

Dans le catarrhe *chronique*, même boissons ; diète moins sévère, mais composée exclusivement d'alimens doux ; établissement de vésicatoires ou d'un cautère au bras ; vêtemens de laine sur la peau ; pour diminuer la fréquence de la toux, on prendra quelques verres d'infusion chaude de fleurs de pavots, vers le commencement de la nuit.

ROUGEOLE. Maladie épidémique et contagieuse, qui attaque surtout les enfans et les jeunes gens ; qu'on n'a jamais qu'une fois dans la vie. Elle se reconnaît à des taches arrondies, d'un rouge vermeil, entre lesquelles la peau n'est pas changée de couleur ; l'éruption est précédée de fièvre, de mal de gorge et de rhume.

Cette maladie est, en général, peu grave par elle-même, mais elle peut se compliquer de rhume de poitrine très-intense, et qui ne serait pas sans danger.

Traitement. Il est très-simple : il consiste à empêcher la rentrée de l'éruption, en tenant le malade au lit; à le mettre à la diète, à l'usage des boissons adoucissantes, et à veiller les accidens qui pourraient se développer du côté de la poitrine, accidens qui seraient combattus, comme nous l'avons dit à l'article rhume de poitrine. Si malgré tous les soins, l'éruption disparaissait brusquement, on la rappellerait au dehors, en frottant avec force le corps du malade avec de l'eau vinaigrée bien chaude, et même en promenant sur les membres des cataplasmes saupoudrés de graine de moutarde.

SAIGNEMENT DE NEZ. Dans la plûpart des cas, cette hémorrhagie est une évacuation salutaire. Cependant quand la perte du sang est assez considérable pour donner des craintes, on l'arrête presqu'à coup sûr, en faisant plonger les pieds dans un bain chaud, et les mains dans de l'eau froide ; si ces premiers moyens ne réussissaient pas, on laverait la figure du malade avec de l'eau vinaigrée, et on lui appliquerait des compresses froides sur les parties génitales. Nous supposons cette hémorrhagie survenir tout-à-coup chez un sujet bien portant d'ailleurs. S'il était en proie à une autre maladie, on ne devrait s'en rapporter qu'à un homme de l'art.

SCARLATINE. Maladie éruptive, ayant beaucoup d'analogie avec la rougeole, dont elle ne diffère que par la forme de l'éruption ; ici, les taches se confondent et font paraître la peau comme enduite de suc de framboises ou de lie de vin.

Traitement. Il est le même que celui de la rougeole ; mais les affections de la poitrine ont souvent une terminaison fâcheuse, et doivent être surveillées avec encore plus de soin.

SCIATIQUE. Douleur nerveuse s'étendant de la fesse au jarret, en suivant la partie postérieure de la cuisse; et du jarret à la jambe et au mollet.

Traitement. Il est à peu près le même que celui du rhumatisme. (voyez ce mot.)

SCORBUT. Maladie générale, et se reconnaissant à la couleur terreuse de la face, à des taches bleuâtres, sur les jambes, semblables à des piqûres de puces, au gonflement et au saignement des gencives, à la fétidité de l'haleine et à une faiblesse extraordinaire; le malade conserve son appétit et n'a pas de fièvre.

Traitement. Régime végétal, usage abondant d'oranges, de citrons, de salades, de fruits acides; habitation dans un lieu sec et élevé. Le gonflement des gencives sera traité au moyen de gargarismes d'eau d'orge miellée, à laquelle on ajoutera un peu de vinaigre; vers la fin de la maladie, quand les gencives ne sont plus très-douloureuses, on les frottera doucement avec des tranches d'oranges ou de citrons.

SPASMES. (voyez **Hystérie.**)

SUFFOCATION DES VIDANGEURS. Les puits, les égouts, les fosses d'aisance exhalent souvent des vapeurs méphytiques qui, respirées avec l'air, produisent un véritable empoisonnement. L'individu éprouve du malaise, des envies de vomir, des convulsions, quand la maladie est légère ; il est sans connaissance, pâle et froid, une écume sanglante coule de sa bouche, quand elle est plus grave ; enfin quand elle est plus violente encore, le malade pousse des cris affreux, et le corps se courbe en arrière pendant les convulsions.

Traitement. On expose le malade au grand air ; on fait des frictions avec une forte brosse ; on arrose son corps avec de l'eau vinaigrée froide. S'il a avalé des matières de la fosse, on le fera vomir avec deux ou trois grains d'émétique ; si les battemens du cœur sont tumultueux et forts, une saignée sera pratiquée au bras ; on administrera des bains froids et la potion suivante

Fleurs d'oranger. . . . . 4 onces.
Éther. . . . . 3o gouttes.
Laudanum. . . . . 2o gouttes.
Sucre. . . . . 1 once

A prendre, de quart-d'heure en quart-d'heure, par cuillerées à bouche.

SUFFOCATION DES NOUVEAUX-NÉS.

Les enfans peuvent venir au monde dans un état de mort apparente ; la respiration ne s'établit pas ; ils sont sans mouvement. Ces phénomènes peuvent dépendre de deux états opposés, l'asphyxie et l'apoplexie.

Traitement. Nous n'en indiquerons aucun, par la raison que les femmes en couches, sont toujours assistées par des personnes que leur instruction doit mettre à même d'obvier à ces accidens.

SUPPRESSION DES RÈGLES. Sous l'influence de certaines causes, chez une fille dans l'âge d'être réglée, la menstruation ne peut pas s'établir, ou elle se supprime chez une femme

qui l'était déjà. Cette suppression pouvant entraîner de graves accidens, on doit chercher à les faire cesser par les moyens suivans.

Traitement. Si la malade est forte, on débutera par une saignée au pied; dans le cas contraire, elle fera usage de bains de pieds, d'application de sangsues au bas-ventre ou aux parties sexuelles; en même temps, frictions sur les membres inférieurs, avec des flanelles trempées dans de l'eau-de-vie ou du vinaigre chaud, continuées jusqu'à une vive rougeur de la peau; ces frictions seront récidivées plusieurs fois dans la journée et continuées plusieurs jours de suite. Les malades s'abstiendront de tout remède irritant pris à l'intérieur; l'emploi de ces moyens, quelquefois dangereux, devant être surveillé par des personnes de beaucoup d'expérience.

SYNCOPE (voyez ÉVANOUISSEMENT.)

TORTICOLIS, Rhumatisme des muscles du cou. (voyez Rhumatisme)

TROUSSE-GALANT, Cholera-morbus. On

appelle ainsi une maladie caractérisée par des selles et des vomissemens très-répétés, survenus tout-à-coup et composés de matières blanchâtres comme savonneuses, souvent bilieuses; avec douleurs atroces, angoisses extrêmes, défaillances, froid des pieds et des mains; avec ou sans fièvre.

Traitement. Il doit être énergique : saignée au bras, si le sujet est fort; sangsues au creux de l'estomac; boissons acidulées, et usage de potions laudanisées et même d'opium pur à la dôse d'un demi-grain, toutes les demi-heures, jusqu'à ce que les vomissemens soient plus rares. Ces moyens seront aidés par des fomentations sur le ventre, des lavemens de décoction de têtes de pavôts, etc.

VAPEURS. (voyez HYSTÉRIE.)

VARIOLE. Maladie éruptive, épidémique et contagieuse, n'atteignant qu'une fois dans la vie; caractérisée par l'apparition de petits boutons enfoncés à leur centre, commençant autour des lèvres, et survenus après deux ou trois jours de fièvre ; ces boutons augmentent peu-à-peu, se remplissent de pus ; vers le neuvième ou dixième jour, ils se dessèchent et sont remplacés par des croûtes qui laissent des cicatrices profondes. Cette maladie terrible est sûrement prévenue par le vaccin.

Traitement. Quand les boutons sont peu nombreux à la face, la fièvre est modérée ; le traitement se borne à garder le lit, à observer la diète et à faire usage des boissons adoucissantes. Quand les boutons sont petits et rapprochés, la fièvre est vive, la toux fréquente, la soif intense ; le malade sera saigné, des sangsues seront appliquées, plusieurs fois, au creux de l'estomac et au bas du cou ; la poitrine sera couverte de cataplasmes ; si l'éruption rentrait ou ne se faisait pas bien, à ces moyens on joindrait des frictions, avec le vinaigre chaud, sur tout le corps et souvent répétées ; s'il se manifeste du délire, de l'agitation, ou un sommeil inquiétant, on traitera comme si on agissait contre une fièvre maligne. (voyez ce mot.)

VERS INTESTINAUX. Plusieurs espèces de ces animaux peuvent vivre dans les intestins de l'homme, et leur présence cause des accidens dont on reconnaît la cause aux signes suivans : alternatives d'appétit vorace et de dégoût ; nausées ; coliques ; rapports ; dilatation des prunelles ; démangeaison au nez ; sommeil inquiet ; sueur et haleine acides.

La sortie de quelques vers, par le vomissement ou les selles, indique d'une manière certaine, l'espèce à laquelle les accidens sont dûs.

« *Le tenia* ou *ver solitaire* annonce sa pré-
« sence par un sentiment de pesanteur et de
« tournoiement dans le ventre, de morsure
« et de piqûre dans le voisinage de l'estomac ;
« douleur cessant après le repas ; coliques ;
« vertiges ; défaillances ; appétit très-grand ;
« salivation. »

Traitement. Celui des vers ordinaires est très-simple ; le malade, pendant cinq ou six jours, prendra, chaque matin, deux verres d'infusion d'absinthe ; au bout de ce temps il sera purgé avec l'huile de palma-christi; on récidivera si les accidens ne se sont pas dissipés dès la première fois.

Le *ver solitaire* est combattu avec avantage par nos meilleurs praticiens, au moyen du suivant :

Le premier soir, panade avec un jaune d'œuf; le lendemain matin, un gros d'éther sulfurique dans un verre de forte décoction de fougère; cinq minutes après, un lavement de même décoction avec deux gros d'éther; une heure après, deux onces d'huile de palma-christi mêlée avec une once de sirop de fleurs de pêcher. C'est un purgatif dont on aidera l'action par quelques tasses de bouillon aux herbes. Ces remèdes expulsent de grandes portions du ténia, et quelquefois ce ver tout entier. On recommence au bout de quelques jours si on a quelque raison de croire qu'il en reste quelque portion.

VOMISSEMENT DE SANG. Le sang rejeté par la bouche peut provenir ou de l'estomac

(hématémèse), ou du poumon (hémoptysie.)
Dans le premier cas, il n'y a point de fièvre,
le sang n'est pas écumeux, les selles sont
souvent sanguinolentes. Dans l'hémoptysie,
il y a fièvre, le sang est vermeil, écumeux;
il est rejeté dans des efforts de toux, et non
dans des efforts de vomissement; enfin les
selles ne sont jamais sanguinolentes.

Traitement. Diète absolue; saignées au bras;
repos; silence; boissons adoucissantes; en
même temps, frictions, synapismes sur les
membres, pour y développer de la rougeur
et de la chaleur. Ces moyens conviennent aux
deux maladies; cependant dans l'hémoptysie
on insistera sur les saignées; tandis que des
sangsues, appliquées au creux de l'estomac,
conviendront mieux dans l'hématémèse.

FIN.

www.ingramcontent.com/pod-product-compliance
Ingram Content Group UK Ltd.
Pitfield, Milton Keynes, MK11 3LW, UK
UKHW020837120726
13693UKWH00002B/700